ANDRÉA BRUNETTO

O Diabo e suas máscaras

A TRÍADE INFERNAL DO DESEJO

Copyright © 2023 por Aller Editora

Publicado com a devida autorização e todos os direitos reservados à Aller Editora.

É expressamente proibida qualquer utilização ou reprodução do conteúdo desta obra, total ou parcial, seja por meios impressos, eletrônicos ou audiovisuais, sem o consentimento expresso e documentado da Aller Editora.

Editora	Fernanda Zacharewicz
Conselho editorial	Andréa Brunetto • *Escola de Psicanálise dos Fóruns do Campo Lacaniano* Beatriz Santos • *Université Paris Diderot — Paris 7* Jean-Michel Vives • *Université Côte d'Azur* Lia Carneiro Silveira • *Escola de Psicanálise dos Fóruns do Campo Lacaniano* Luis Izcovich • *Escola de Psicanálise dos Fóruns do Campo Lacaniano*
Revisão técnica	Fernanda Zacharewicz e William Zeytounlian
Capa	Rogério Rauber
Diagramação	Sonia Peticov

1ª edição: março de 2023

Dados Internacionais de Catalogação na Publicação (CIP)
Ficha catalográfica elaborada por Angélica Ilacqua CRB-8/7057

B919d   Brunetto, Andréa
O diabo e suas máscaras : a tríade infernal do desejo / Andréa Brunetto. -- São Paulo : Aller, 2023.
240 p.

ISBN 978-65-87399-49-2
ISBN 978-65-87399-53-9 (livro digital)

1. Psicanálise 2. Desejo I. Título

23-1591   CDD: 150.195
                                                   CDU 159.964.2

Índice para catálogo sistemático
1. Psicanálise

Publicado com a devida autorização e com todos os direitos reservados por

ALLER EDITORA
Rua Havaí, 499
CEP 01259-000 • São Paulo — SP
Tel: (11) 93015-0106
contato@allereditora.com.br

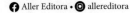
Aller Editora • allereditora

Para Jacir, meu pai.

De modo consequente e quase psicologicamente correto, a Idade Média atribuiu todas essas manifestações patológicas à ação de demônios. E não me surpreenderia se a psicanálise, ocupando-se em desvendar tais forças secretas, por isso mesmo se tornasse inquietante para muitas pessoas.

FREUD, *Das Unheimliche*

Sumário

Prefácio	9
Apresentação	13

PARTE 1: O DIABO E SEUS PACTOS

1. *Acheronta movebo* — 21
   O desejo, indestrutível. O sonho inaugural. O desejo, espirituoso e insatisfeito. O desejo, edipiano. Um exemplo da minha clínica. O Édipo e suas amarrações.

2. *Habemus Papam* — 43
   "O Caso Haizmann". O Diabo-pai. A posição feminina diante do pai. O Diabo, Uno e Múltiplo.

3. **"Que me sejam propícios os deuses do Aqueronte"** — 65
   Os Faustos e seus demônios. O Diabo, esse infeliz e insatisfeito prisioneiro do inferno. I am very happy.

4. *Che vuoi* — 81
   O desejo, em Hegel e em Lacan. O desejo do sujeito é o desejo do Outro. As escolhas amorosas de um homem.

PARTE 2: O DIABO E SUAS MÁSCARAS

5. **Os contornos de Lúcifer-Amor** — 101
   As cartas do inferno intelectual. O inferno como um não-lugar. Lúcifer-amor. O amor eterno é um inferno.

6. Eurídice, duas vezes perdida   125
E a harmonia se partiu. Orfeu analista. Acreditar
numa mulher. Domar o olhar.

7. Fantasma e desejo   139
Promover o casamento feliz com o objeto leva ao pior.
O desejo do Outro: um codicilo tatuado na cabeça.

8. As máscaras do desejo e do sintoma   153
Elizabeth von R., o sintoma mascarado.
O amor mascarado. Hamlet, o desejo mascarado.
A beldade mascarada.

PARTE 3: A TRÍADE INFERNAL DO DESEJO

9. Desejo, angústia e ato   175
Os suportes do desejo. A contratransferência e o
desejo do analista. *Acting-out*, quando o analista
erra o alvo. O desejo não se concebe sem o real.
A diferença absoluta.

10. O desejo e o neurótico   191
O neurótico, um falacioso. O obsessivo e o desejo.
A histeria e o desejo. O Diabo, *père*-versamente.

11. A rodovia do desejo   205
O pai, vivo? O Real. A tríade infernal do Simbólico,
do Imaginário e do Real. O Diabo e seu pai.

12. A porta estreita e o caminho largo   221
O todo e o não-todo. As identificações esféricas e o
Círculo de Popílio. O Real e a interpretação analítica.
O Diabo e sua limitação matemática.

Conclusão   231

Prefácio

Cartografia que arde

Esse prefácio excede as páginas que formam esse livro. Está contido nelas, mas as ultrapassa. Como explicar essa junção que vai além das bordas e leva a mares nunca navegados? Acompanhar Andréa é desbravar caminhos, navegar novas rotas, ousar em terras distantes, avançar onde o desejo direciona o passo. Um livro em suas mãos é sempre um portal pelo qual ela pode passar sem sequer notá-lo, dar uma espiada ou entrar e se dispor a achar-se pelos rumos que trilha a cada passo. Quando se dá conta, Andréa tem um mapa. Muitas vezes um mapa e um roteiro.

Há dez anos, nossos caminhos se cruzaram — no lançamento de seu livro *Amores e exílios*. Nem sabíamos que, naquela mesa de autógrafos, assinávamos nossa parceria. Desde então, testemunho muitas de suas paixões. Pois é, Andréa é uma apaixonada. Apaixonada por sua família, pelas suas amigas e amigos, por sua clínica psicanalítica, pelo estudo, pelos idiomas, pela literatura e por viagens. É um espírito itinerante que sempre está lembrando de seu lugar e de suas raízes, que sabe ir e voltar.

Tive a fortuna de acompanhá-la por aí, seguir sua cartografia que ganhava vida a partir das histórias que tinha lido. Andréa trabalha com afinco, decididamente. Sua decisão tem a calma das estações, ela sabe que o tempo de colher virá; mas, para isso, há que preparar o terreno, plantar, regar, adubar e, quem sabe, saborear a geleia feita com as frutas da época — com seu desejo decidido, a ocorrência disso é certa. *O Diabo e suas máscaras* é a colheita da maçã vermelha que Eva ofereceu a Adão. É a colheita do desejo que inquieta o sujeito e o faz avançar. Esse comichão que, muitas vezes, tentamos anestesiar. Porém, quando a anestesia passa, ele está ali, mais forte ainda. Mas que inferno! *Fausto*, de Goethe, foi minha maçã — passei anos dormindo com Mefistófeles. Fiz dele uma tese, acreditei tê-lo agarrado pelos chifres e o dominado. Eu podia seguir adiante, esse assunto estava encerrado. Aí vem Andréa e me convida a uma nova viagem: editar seu livro sobre o Diabo. "Ai, ai", suspirei. Como resistir a tamanha tentação? Lá ia eu partilhar com ela mais essa rota que agora chega a público.

Andréa, psicanalista dedicada, é acompanhada por sua sólida formação teórica nos textos de Freud e Lacan, bem como por sua prática clínica, ao escrever cada palavra dessa obra. Com ela, contamos com Virgílio, que conduz Dante ao Inferno; acompanhamos Orfeu ao Hades, vemos Eurídice virar pó; nos assustamos com a cabeça de camelo de Cazotte só para nos deixar seduzir por Biondetta. Aportamos em Fausto e sua necromancia; acampamos no pátio do castelo dinamarquês para, com a aparição do fantasma do rei morto, seguir com Hamlet os impasses do sujeito frente ao próprio desejo.

Será Andréa nosso *daímôn* enquanto lemos seus parágrafos? Andréa Brunetto inquieta-nos e nos faz seguir, ela se faz voz. É a sua voz, com seu sotaque e suas expressões, que reverbera em mim e me faz virar as páginas, avançando pelos capítulos.

O Diabo e suas máscaras — A tríade infernal do desejo fez meus dias arderem, tirou-me o sono, modificou meu caminho, impulsionou o desejo: "avança, segue! Não dê uma mordida só na maça; você sabe o que fazer com ela, devore-a!".

FERNANDA ZACHAREWICZ

Apresentação

O desejo é indestrutível, edipiano, inconsciente. Começo esse livro e essa apresentação com o *Wunsch* freudiano. E com "A interpretação dos Sonhos". Com o saber sobre os sonhos, Freud encontrou o desejo e descobriu o inconsciente. Ele mostrou em vários exemplos desse texto fundador como o desejo foi atribuído ao Diabo. Freud dá vários adjetivos ao desejo, Lacan outros tantos. Indestrutível, insatisfeito, edipiano, evanescente, cornudo, errático, mascarado, paradoxal, excêntrico, espirituoso, vagabundo, fugidio, inapreensível, clandestino, indecifrável, decifrável, enigmático, diabólico, demoníaco. O desejo possui muitos adjetivos, não há só um que o defina completamente. A problemática do desejo, insiste Lacan, é sua excentricidade em relação a qualquer satisfação. Seguindo o seminário 5, *As Formações do Inconsciente*, é excêntrico porque desliza sempre, almejando um objeto, mas que nunca é Isso[1].

O inconsciente é um lugar outro, estrangeiro, que só se manifesta como tropeço, rachadura, como alega Lacan no seminário 11: uma zona de larvas, um limbo, um centro

---

[1] LACAN, Jacques. (1957-1958) *O Seminário, livro 5: As formações do inconsciente.* Rio de Janeiro: Jorge Zahar Editor, 1999, p. 350.

14 ◆ O DIABO E SUAS MÁSCARAS

incógnito[2]. A condição errática é própria do humano, imerso na linguagem e fundado por traços significantes. É sua alteridade radical. Lacan sustenta que o sujeito é apenas sujeito do discurso, arrancado de sua imanência, condenado a viver em uma espécie de miragem que não o faz apenas falar de tudo que vive, mas viver no jogo entre dois polos.

Em um de seus polos se afirma com os significantes, com seu *Wunsch*, e no outro, em que a verdade escapa, se esvai no tonel das Danaides de um gozo que se perpetua. Assim entendi "o jogo entre dois polos". E por esse viés, proponho uma das perguntas a serem respondidas nesse livro: qual é o paradoxo do desejo? E por que sempre — mesmo antes da Idade Média — foi relacionado ao demoníaco?

Em português temos um ditado para quando as coisas estão difíceis: se ficar o bicho pega, se correr o bicho come. Pegar não é bater, como no espanhol, é segurar. O bicho segura ou come. Zeca Baleiro, famoso cantor, quase lacaniano de tanto que brinca com as palavras em suas músicas, complementa assim: o bicho come. *Come, back, again.* Versão um pouco diferente do "a bolsa ou a vida", pois enfatizado um sentido sexual. Pegar tem sido usado, cada vez mais, para falar do encontro sexual. Pegar é também transar. E lembrando o pegar, há uma música de outro cantor brasileiro, Seu Jorge, muito tocada nas rádios do país no momento, cuja letra fala de um homem que está atraído pela amiga de sua mulher que, para complicar as coisas, é muito bonita e a beleza feminina mexe com seu coração. Ele vive

---

[2] LACAN, Jacques. (1964) *O seminário, livro 11: Os conceitos fundamentais da psicanálise.* Rio de Janeiro: Jorge Zahar Editor, 1998, p. 28.

APRESENTAÇÃO ◆ 15

o seguinte dilema: peco ou não peco? Peco ou não peco? Ele vai contando a história de seu dilema diante do desejo, se perguntando sobre a própria posição diante do pecado. Ao cantar, equivoca o pecar com o pegar, de modo que escutamos um "pego ou não pego?" Na letra da música está o tempo todo o verbo pecar, mas em alguns momentos Seu Jorge canta 'pego ou não pego?'.

Posso colocar mais alguns adjetivos para o desejo: pecador; pegador, também? O pecado, *hamartia* em grego, relembra Lacan, é falta[3]. E a pegada é marco, traço, como a pegada de Sexta-feira, fazendo alusão a Robinson Crusoé, assim Lacan relaciona a pegada ao traço unário, em seu seminário 6: *O desejo e sua interpretação*. Nesse livro que proponho a vocês, darei muitas voltas no seminário de Lacan sobre o desejo. Voltarei a ele em vários momentos de minha escrita.

O desejo, regulado pela fantasia — assim Lacan o diz em "Subversão do sujeito e dialética do desejo no inconsciente freudiano" — é o que dá certa amarra a uma errância infindável do sujeito. Com "Subversão do sujeito", e com o seminário sobre *A angústia*, retomo os textos freudianos e encontro tantas referências ao Diabo e, também, a referência da transferência como um *Daímôn*. Inclusive, Freud chama Fliess de seu *daímôn*. *Daímôn* não é demônio, em português, é destino, em grego. Os *daímôns* eram essas divindades intermediárias entre os deuses e os homens, que traziam a mensagem daqueles para estes saberem quais eram seus destinos. Com a psicanálise, podemos dizer, destino pulsional. Além disso,

---

[3] LACAN, Jacques. (1959-1960) *O Seminário, livro 7: A ética da psicanálise*. Rio de Janeiro: Jorge Zahar Editor, 1991, p. 102.

16 ◆ O DIABO E SUAS MÁSCARAS

podemos colocar os deuses no lugar do inconsciente. Já que o Diabo não é sinônimo de demônio — essa tese desenvolvo no livro — a que serviu e serve sua figura aos sujeitos? Poderia dizer — e muitos o dizem — que o Diabo caiu de moda e perdeu poder nos últimos séculos, porém semana passada li no jornal que uma jovem mãe matou seu bebê, pois alguém colocou nele um chip do Diabo. À parte discussões sobre diagnóstico de estrutura clínica, uso esse exemplo só para dizer que o Dito Cujo segue firme e forte, tão forte quanto a crença no miraculoso, verdadeiro apego do humano ao religioso, à revelia do que Freud esperava, com o desenvolvimento da ciência e com o alvorecer dos séculos vindouros.

Um pouco antes da pandemia começar, organizei um piquenique literário com o tema do Diabo. Cada um poderia vir, no domingo pela manhã, sentar à grama, à beira da Lagoa Itatiaia — perto de onde eu moro, aqui em Campo Grande — para debater uma obra sobre o Diabo. Estava relendo *Fausto*, de Goethe e um conto de Tchecov sobre o tema. Vários participaram e trouxeram novelas, contos. Outros tantos viram o *flyer* no Facebook, e me mandaram frases sobre o Diabo.

Poderia até organizar uma publicação sobre os trechos de obras literárias e os exemplos do Dito Cujo que recebi naqueles dias. Mas esse livro já existe e esse não era meu desejo[4]. Percebi que estava trabalhando o desejo há um bocado de tempo, anos após anos de trabalhos apresentados nos Encontros Nacionais do Campo Lacaniano. Não havia me dado conta de que o desejo era como que um fio de ligação em

---

[4] Ambrose Bierce passou 25 anos coletando verbetes para fazer seu dicionário. BIERCE, Ambrose. *Dicionário do Diabo*. São Paulo: Carambaia, 2ª edição, 2018.

APRESENTAÇÃO ◆ 17

todos eles. De 2016 até hoje, em meus seminários no Fórum do Campo Lacaniano de Mato Grosso do Sul e do Ágora Instituto Lacaniano, detive-me no estudo pormenorizado de quatro textos de Lacan: "Radiofonia", "A terceira", "O aturdito" e *RSI*. Nessa ordem. No ano em que escrevia esse livro, estava dando um seminário que intitulei "A tríade infernal do desejo". O próprio tema é influência de *RSI*. Com ele, revisitei meus trabalhos de quase uma década de apresentação no Campo Lacaniano. Para os que me escutam há tempos, portanto, este livro pode soar um tanto repetitivo. Se o acharem, realmente, mandem-no ao Diabo. Se não, eis aí uma obra que tive muito prazer em escrever.

Talvez até prazer demais, o que pode ser um problema para um livro. Lacan comenta em uma de suas aulas sobre *Hamlet*, no seminário sobre o desejo, que leu muito sobre o personagem, informações históricas, análises de literatos e psicanalistas sobre o protagonista shakespeariano. "com o risco de me perder um pouquinho, não sem prazer"[5]. E isso enquanto ele estudava essa peça, que ele designa como "a tragédia do desejo". Eu também me perdi um pouco em alguns momentos nas leituras sobre o Diabo. E não sem prazer. Ele correu o risco de concorrer com o desejo e se tornar o personagem principal desse livro. Por isso, optei por colocar várias leituras que fiz sobre o Diabo em notas de rodapé. Sem lê-las, o livro continua compreensível e tem seu fio condutor no desejo. Com elas, vocês acompanham-me em tantos romances e biografias sobre o Diabo.

---

[5] LACAN, Jacques. (1958-1959) *O Seminário, livro 6: O desejo e sua interpretação*. Rio de Janeiro: Jorge Zahar Editor, 2016, p. 271.

Não poderia deixar de agradecer aos que assistem meus seminários ao longo de todos esses anos. No final de 2021, falei sobre a tríade infernal do desejo. Agradeço aos meus colegas da Escola de Psicanálise dos Fóruns do Campo Lacaniano, sobretudo aos mais próximos, aqui do Fórum do Campo Lacaniano do Mato Grosso do Sul e do Ágora Instituto Lacaniano, com os quais compartilho mais de perto a transmissão da psicanálise em intensão e extensão. E, é claro, agradeço não apenas aos que me escutam na transmissão, mas sobretudo àqueles aos quais eu escuto, meus analisantes. Escutando-os mantemos, eu e eles, a psicanálise viva e com seu lugar no palco dos discursos: a cultura.

PARTE ◆ 1

O DIABO E SEUS PACTOS

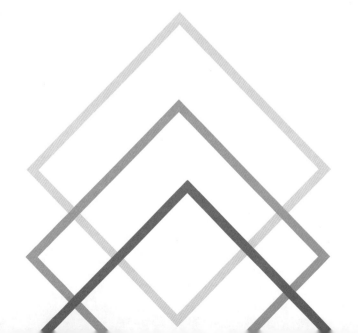

Acheronta movebo

Do paraíso ao inferno, através do mundo.

Fausto, GOETHE

Desde o início de seus primeiros escritos e na correspondência com seu amigo Wilhelm Fliess, vemos o interesse de Freud no estudo das possessões, feitiçarias, exorcismos e pactos com demônios. Salienta, em vários momentos desses escritos iniciais, que a histérica era tratada como uma simuladora, como em séculos anteriores foi julgada como "feiticeira ou possessa do demônio"[1]. Em seu texto "Histeria", escrito dois anos após o relato de seus estudos em Paris e Berlim, Freud relembra que Charcot e a Escola da Salpêtrière trouxeram uma melhor compreensão da histeria. Antes disso, a histeria era a *bête noire* da medicina[2]. E antes ainda, muitas histéricas devem ter sido jogadas à fogueira ou exorcizadas.

---

[1] FREUD, Sigmund. (1886) "Relatório sobre meus estudos em Paris e Berlim". In: FREUD, Sigmund. *Edição Standard Brasileira*, Vol. I. Rio de Janeiro: Imago, 1976, p. 42.
[2] FREUD, Sigmund. (1895) "Histeria". In: FREUD, Sigmund. *Edição Standard Brasileira*, Vol. I. Rio de Janeiro: Imago, 1976, p. 79.

22 ◆ O DIABO E SUAS MÁSCARAS

Na Idade Média, áreas anestésicas e não-hemorrágicas do corpo eram consideradas *stigmata diaboli*, sublinha Freud[3]. Os inquisidores espetavam agulhas para descobrir as *stigmata* do Diabo e as "pobres bruxas" inventavam as velhas histórias de sedução para confessar algo. Na Carta 56, ele lembra que a teoria medieval da possessão pelo Diabo era idêntica a sua teoria do corpo estranho e a divisão da consciência. E, na carta seguinte, a 57, conta que encomendou o *Malleus Maleficarum*[4] e o esperava chegar para já começar a ler. "A história do Diabo, o vocabulário dos palavrões populares, as canções e os hábitos das babás — tudo isso, atualmente está adquirindo significação para mim"[5].

Também na carta de 17 de janeiro de 1897, a Fliess, Freud retoma a teoria medieval da possessão, sustentando que a mesma ideia do corpo estranho, que ele creditava à histeria, os inquisidores viram como marca de feitiçaria. Escreve a Fliess sobre a crueldade dos tribunais eclesiásticos que espetavam agulhas nos seios. "Eckstein tem uma cena, isto é, lembra de uma cena em que o Diabo espeta agulhas nos dedos dela e depois coloca uma balinha sobre cada gota de sangue"[6]. E, na semana seguinte, na carta de 24 de janeiro, novamente as bruxas são o tema, com suas vassouras representantes do pênis. Nela, ademais, Freud conta a Fliess sobre

---

[3] *Idem*, p. 84.

[4] O *Malleus Maleficarum*, ou o Martelo das bruxas, é o mais famoso de todos os livros sobre bruxaria. Foi escrito em 1486 pelos monges dominicanos e usado durante a Inquisição por todos aqueles que se julgavam numa Cruzada contra as feiticeiras e o Diabo.

[5] FREUD, Sigmund. (1886) "Carta 57". In: FREUD, Sigmund *Edição Standard Brasileira*, Vol. I. Rio de Janeiro: Imago, 1976, p. 329.

[6] MASSON, Jeffrey M. *Correspondência Completa de Sigmund Freud com Wilhelm Fliess*. Rio de Janeiro: Imago Editora, 1986, p. 226.

uma cena de circuncisão de uma menina, num ritual semita primitivo. "Estou sonhando, portanto, com uma religião demoníaca primitiva, com ritos praticados em segredo, e compreendo a terapia rigorosa aplicada pelos juízes das bruxas. Os elos são abundantes"[7].

Nesse contexto de interesse pelas histéricas, que faziam em sua época um enigma ao saber da ciência, bem como o haviam feito ao Discurso do Mestre da época medieval, aos tribunais eclesiásticos, Freud também se interessou pelo tema do Diabo e do inferno. Na literatura, o Diabo serve bem para mascarar um lugar outro de onde vem o desejo inconsciente, o *Wunsch* que o sujeito não assume em si, porque é estruturalmente impossível, cujo reino é um outro mundo, subterrâneo, o inferno. Trata-se do obscuro mítico de um Hades que conduz o destino humano, fazendo pactos em que os sujeitos sucumbem. Foi assim que, alguns anos após ler o *Malleus Malleficarum*, Freud colocou como epígrafe do livro em que descobre a via régia do inconsciente o famoso *Acheronta movebo*.

O DESEJO, INDESTRUTÍVEL

Em seu livro *A Interpretação dos Sonhos*, grande obra em que Freud descobriu o que era o inconsciente, ele escolheu como epígrafe um verso da *Eneida*, de Virgílio: *Flectere si nequeo superos, Acheronta movebo*[8]. A frase foi dita por Hera em suas tentativas de ajudar o troiano Enéas a fundar Roma. Sua tradução seria algo como: "se não posso vencer os deuses superiores, moverei o *Aqueronta*". *Aqueronta* é o rio do inferno. Só se chega

---

[7] *Idem*, p. 228.
[8] FREUD, Sigmund. (1900) "A interpretação dos Sonhos". In: FREUD, Sigmund. FREUD, Sigmund. *Edição Standard Brasileira*, Vol. IV. Rio de Janeiro: Imago, 1976.

24 ◆ O DIABO E SUAS MÁSCARAS

ao inferno atravessando seu rio. A via régia do inconsciente, os sonhos, não são os deuses superiores, mas o infernal.

No primeiro volume de *A Interpretação dos sonhos* — para quem for lê-lo na compilação da Editora Imago — Freud começa fazendo uma lista dos escritores, compositores e personalidades históricas que reconheceram o infernal do desejo e do inconsciente, antes de começar sua teorização sobre seu método para interpretar os sonhos. Começa escrevendo que, para Aristóteles, o desejo é demoníaco e não divino[9]. Freud também cita "o sagaz Delboeuf", filósofo e hipnotizador belga: "No sono, todas as faculdades mentais, exceto a percepção — a inteligência, a imaginação, a memória, a vontade e a moralidade — permanecem essencialmente intactas: são meramente aplicadas a objetos imaginários e instáveis. Aquele que sonha é um ator que a seu bel-prazer desempenha os papéis de loucos e filósofos, de carrascos e de suas vítimas, de anões e gigantes, de demônios e de anjos"[10]. Novamente, no sonho, os demônios.

Os sonhos alucinam, sustenta Freud. Eles substituem os pensamentos por imagens visuais. Nos sonhos parece que não pensamos, mas passamos por uma experiência. Assim, os sonhos são experiências "verdadeiras e reais" da mesma espécie das que surgem na vida de vigília. O desligamento do meio externo é o fator que permite isso, mas mesmo com esse desligamento, o inconsciente tem uma linha de pensamento e não sai dela. Só pode desejar o que considera como um bem, e Freud retoma a expressão latina: *sub radione boni*[11].

---

[9] *Idem*, p. 3.
[10] *Idem*, p. 63.
[11] *Idem*, p. 54.

ACHERONTA MOVEBO ◆ 25

Não é possível manter o sono isento de estímulos, sustenta Freud. Nesse momento de seu texto, ele cita o *Fausto*, Cena 3, Parte I. Nela, Mefistófeles se queixa, frustrado pelo surgimento de milhares de novos germes da vida[12]. Os estímulos da vida são esses germes intrometidos que se imiscuem no sonho. Por essa analogia de Freud, poderíamos entender que "a vida e seus germes" se contrapõem a um trabalho mefistotélico? Antecipação freudiana do futuro dualismo pulsional vida *versus* morte? O demoníaco Mefistófeles atrapalhado pelos germes da vida...

Freud cita ainda o médico e filósofo italiano Vicenzo Benini. Este autor escreveu que "Alguns de nossos desejos, que pareciam por algum tempo sufocados e extintos, são despertados novamente: paixões antigas e soterradas revivem: coisas e pessoas nas quais nunca pensamos aparecem diante de nós"[13]. Assim, Freud relaciona o demoníaco com o lugar do inconsciente, com o exemplo de Giuseppe Tartini e sua sonata requintada *Il trillo del Diavolo*. Compositor e violinista italiano nascido na Eslovênia, em 1692, mas que desde cedo viveu na Itália, Tartini sonhou ter vendido a alma ao Diabo, o qual em seguida apanhou o violino e executou nele uma sonata de extraordinária beleza. Tartini acordou e anotou tudo o que lembrava. Interpretou que foi o Diabo quem compôs aqueles acordes. Freud dá esse exemplo para dizer que a realidade psíquica inconsciente passa a ser produto do próprio sujeito[14].

---

[12] *Idem*, p. 82
[13] *Idem*, p. 75.
[14] *Idem*, p. 651.

O SONHO INAUGURAL

Para sustentar sua tese de que o sonho é realização de desejo, Freud nos apresenta seu "sonho da injeção de Irma". Ele vai trabalhando frase a frase do texto onírico, cujas linhas interpretativas não retomarei, remetendo-os ao relato freudiano. Ele o teve em 24 de julho de 1895[15], na casa de Bellevue[16],

---

[15] "Um grande salão — numerosos convidados, que estávamos a receber. — Entre eles, estava Irma. Imediatamente, levei-a para um lado, como se para responder a sua carta e repreendê-la por não haver aceitado ainda minha 'solução'. Disse-lhe o seguinte: 'Se você ainda sente dores, é realmente por culpa sua'. Respondeu: 'Se o Senhor pudesse imaginar que dores tenho agora na garganta, no estômago e no abdome... — estão me sufocando'... — fiquei alarmado e olhei para ela. Estava pálida e inchada. Pensei comigo mesmo que, afinal de contas, deixara de localizar algum mal orgânico. Levei-a até a janela e examinei-lhe a garganta, tendo dado mostras de resistência, como as mulheres com dentaduras postiças. Pensei comigo mesmo que realmente não havia necessidade de ela fazer aquilo... — Em seguida, abriu a boca como devia e no lado direito descobri uma grande placa branca, em outro lugar, localizei extensas crostas cinza-esbranquiçadas sobre algumas notáveis estruturas crespas que, evidentemente, estavam modeladas nos cornetos do nariz — Imediatamente chamei o Dr. M. e ele repetiu o exame e confirmou-o [...] O Dr. M. tinha uma aparência muito diferente da comum; estava muito pálido, claudicava e tinha o queixo escanhoado [...] Meu amigo Otto estava também agora de pé ao lado dela, e meu amigo Leopold auscultava-a através do corpete e dizia: 'Ela tem uma área surda bem embaixo, à esquerda.' Também indicou que uma porção da pele no ombro esquerdo estava infiltrada. (Notei isso, da mesma forma que ele, apesar do vestido) [...] M. disse: 'Não há dúvida que é uma infecção, mas não tem importância; sobrevirá a disenteria e a toxina será eliminada.'... Estávamos diretamente cônscios, também, da origem da infecção. Não muito antes, quando ela não estava se sentindo bem, meu amigo Otto aplicara-lhe uma injeção de um preparado de propil, propilos... ácido propiônico... trimetilamina (e eu via diante de mim a fórmula desse preparado em grossos caracteres) [...] Injeções dessa natureza não devem ser feitas tão impensadamente [...] E provavelmente a seringa não devia estar limpa." *Idem*, p. 115.

[16] Lacan data seu *O aturdido* com o aniversário da queda da Bastilha, 14 de julho de 1972. E marca sua localização: Castelo de *Beloeil*. Creio que é uma referência a esse *Bellevue*, bela vista, bela mirada. A de Freud é a do desejo, mas também a do real. É mais uma marca do retorno de Lacan a Freud, isso que ele sublinhava tão frequentemente. Nesse texto de Lacan, cujo objetivo é situar a psicanálise como uma ciência do real, ele volta à Bellevue, e essa placa Edição Standard Brasileiraranquiçada, que causa horror. Assim, Lacan traça um

ACHERONTA MOVEBO ◆ 27

balneário nos arredores de Viena. Lá, nesse dia, apostou que os segredos dos sonhos lhe haviam sido revelados. "Nesta casa, em 24 de julho de 1895, o segredo dos sonhos foi revelado ao Dr. Sigmund Freud"[17]. Atentemos para o tempo verbal: foram-lhe revelados, e não "ele os revelou". É por isso que Lacan dirá que o inconsciente é um saber sem sujeito. É o sujeito oculto: revelou-se o segredo dos sonhos. É esse tempo do desejo desvendado, indestrutível, realizado sempre no tempo presente, que o sonhador encena. Isso está posto desde o começo da descoberta freudiana. Mas não bastou ter o sonho, foi preciso que Freud o interpretasse e lhe conferisse esse lugar de sonho desvelador de um lugar psíquico, um segredo revelado. Ele nos mostra passo-a-passo de seu método de interpretação. Lacan salienta bem isso que Freud demonstrou: o sonho é feito para o reconhecimento. "O que confere o verdadeiro valor inconsciente a este sonho, sejam quais forem suas ressonâncias primordiais e infantis, é a busca da palavra, o enfrentamento direto com a realidade secreta do sonho, a busca da significação como tal"[18].

O resto diurno foi a preocupação com sua paciente Irma, que ele indicou para uma cirurgia com Fliess, que cometeu um erro médico, deixando gaze dentro de seu nariz[19]. Freud

---

caminho nessa "selva selvagem" — vide capítulo 5 — que, saindo de Beloeil, chega a Bellevue. Retomarei isso mais adiante.

[17] FREUD, Sigmund. (1900) "A interpretação dos Sonhos". In: FREUD, Sigmund. FREUD, Sigmund. *Edição Standard Brasileira*, Vol. IV. Rio de Janeiro: Imago, 1976, p. 130.

[18] LACAN, Jacques. (1954-1955) *O Seminário, livro 2: O eu na teoria de Freud e na técnica da psicanálise*. Rio de Janeiro: Jorge Zahar Editor, 1992, p. 203.

[19] ANDRÉ, Serge. *O que quer uma mulher?* Rio de Janeiro: Jorge Zahar Editor, 1987, p. 53.

28 ◆ O DIABO E SUAS MÁSCARAS

ficou surpreso, pois os sintomas de que Irma reclamava no sonho não eram os que ela realmente tinha e é a partir disso que se estabelece a relação entre Irma e sua esposa, Martha. Em um primeiro nível, o sonho é feito para desculpar Freud: ele é inocente de tudo. Se Irma não está bem, ele não tem culpa de tê-la indicado a Fliess, que a operou sem precisão. Ele, Freud, também não é culpado de ceder de sua teoria sobre a fantasia e acreditar numa teoria paranoica de seu amigo[20]. Não é culpado de ceder de seu saber em função da alienação a Fliess. Assim, num primeiro nível, a culpada é a paciente reclamona de dores, recalcitrante, resistente. Não só ela, mas sua própria esposa, que estando grávida, se recusou a abrir as pernas e deixar seu marido examiná-la. Assim como Irma resistia e não abria a boca, no sonho. Uma não abre a boca e a outra, as pernas. Mas há uma outra, a paciente ideal, bonita, inteligente, mas que não lhe demanda nada. Então são três personagens femininas. E na substituição de uma por outra, evidencia-se a culpa de Freud. Associa que tem relação com uma paciente a quem receitou doses exageradas de sufonal. A paciente tinha o mesmo nome de sua filha, Mathilde, que havia morrido. Uma Mathilde por outra, olho por olho, dente por dente. Acreditou ver aí o preço pago pela sua falta profissional.

E, também, há três doutores (Otto, Leopold e M.). A tríade dos doutores tem qual função? "Será que tenho razão ou

---

[20] "As relações entre o nariz e os órgãos genitais femininos apresentados segundo suas significações biológicas". Para essa história, remeto-os a um capítulo do livro *O que quer uma mulher?*, de Serge André, intitulado: "A ciência paranoica da relação sexual".

estou me equivocando? Onde está a verdade? Qual vai ser o destino do problema?"

Nas associações do sonho, pode-se ver um Freud que lhe descobre a chave, que se pergunta sobre o tratamento da neurose e precisa abandonar sua relação com Fliess. Ele não diz isso abertamente, mas escreve que a trimetilamina remete a um amigo[21], outro que não os três que aparecem no sonho, amigo com cujos escritos e teoria sobre os produtos do metabolismo sexual, entre eles a trimetilamina, com a qual Freud estava bem familiarizado. Por essa alienação, sua paciente foi exposta a risco. A primeira linha de interpretação é que todo o sonho é uma desculpa, um atribuir culpas a outrem. Nesse sentido, Freud o relaciona com a anedota da chaleira furada. Um homem empresta uma chaleira de seu vizinho e a devolve furada. Quando é responsabilizado pelo furo, assegura, em primeiro lugar, que a devolveu em perfeitas condições; em segundo, que quando a tomou emprestada, já estava danificada; e, em terceiro, que nunca havia tomado emprestada a tal chaleira. Cada linha de defesa anula as demais e, assim, o furo fica mais evidente. Esse exemplo de um aparente chiste, é relatado também em outros dois momentos da obra *Os chistes e sua relação com o inconsciente*, onde Freud evoca um "caldeirão de cobre furado". Explicando os chistes como deslocamento, raciocínio falho e absurdo, Freud julga que esse exemplo

---

[21] Esse amigo é Fliess; na época do sonho, o ano de 1895, numa carta de 24 de julho, Freud começa a carta chamando-o de *Daimonie*. "*Daimonie* [demônio] por que não me escreve? Como vai você? Será que não se importa mais nem um pouco com o que tenho feito?" MASSON, Jeffrey M. *Correspondência Completa de Sigmund Freud com Wilhelm Fliess*. Rio de Janeiro: Imago Editora, 1986, p. 135.

30 ◆ O DIABO E SUAS MÁSCARAS

não cabe como um tal, pois seria antes um sofisma. Mais adiante, nessa mesma obra, quando relaciona os chistes com o cômico, sustenta que a humanidade se esforça para fazer cômica as coisas e acontecimentos do mundo. "Antes de tudo, é possível produzirmos o cômico em relação a nós próprios a fim de divertir outras pessoas — por exemplo, fazendo-nos de desajeitados e estúpidos"[22]. Argumenta que, assim, até se pode coibir o sentimento de superioridade que a outra possa ter. A caricatura, a paródia, o travestismo, assim como sua "contraparte prática", o desmascaramento, são procedimentos de degradação. Voltando ao sonho, Freud faz um desmascaramento de Fliess. Como ele escreveu nesse livro sobre os chistes, o desmascaramento equivalerá a uma advertência: tal pessoa que é admirada não é mais do que um ser humano como você e eu.

Destaco o caráter trino que o sonho tem, em várias de suas condensações e, sobretudo, na própria fórmula da trimetilamina. Essa trilha, que não é a do *diavolo*, dá um passo além da lógica binária, na qual a complementariedade pode se sustentar. Assim, o caldeirão, ou a chaleira, são furados por estrutura. Com o terceiro estamos na lógica da castração e o furo fica evidente. É um dos motivos porque Lacan chamou seu *RSI* de "a tríade infernal do desejo", mas sobre isso tratarei em capítulo mais adiante. A própria trimetilamina é uma alusão ao elemento sexual. Foi a interpretação freudiana: a realidade sexual do inconsciente.

---

[22] FREUD, Sigmund. (1905) "Os chistes e sua relação com o inconsciente" In: FREUD, Sigmund. *Edição Standard Brasileira*, Vol. VIII. Rio de Janeiro: Imago, 1976, p. 226.

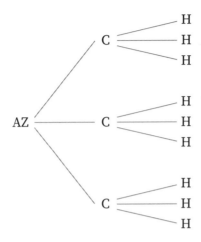

Fórmula da trimetilamina

Antes de chegar à trimetilamina, Freud tinha relacionado que o propil, propilos, ácido propiônico podiam ser tomados em sua função significante, pois em seguida diz que lembra da garrafa de licor de ananás e a palavra está no sonho pela verossimilhança com o sobrenome de Irma. Bem como o propil está em oposição com o metil: "Sonhei com o propílico, depois de ter cheirado amílico"[23]. É isso que faz com que Lacan conclua que os símbolos nunca têm senão o valor de símbolos: "é no meio deste caos que se revela a Freud, neste momento original em que nasce sua doutrina, o sentido do sonho que é o seguinte — não há outra palavra-chave do sonho a não ser a própria natureza do simbólico."[24].

---

[23] FREUD, Sigmund. (1900) "A interpretação dos Sonhos". In: FREUD, Sigmund. *Edição Standard Brasileira*, Vol. IV. Rio de Janeiro: Imago, 1976, p. 125.
[24] LACAN, Jacques. *O Seminário, livro 2: O eu na teoria de Freud e na técnica da psicanálise (1954-1955)*. Rio de Janeiro: Jorge Zahar Editor, 1992, p. 203.

32 ◆ O DIABO E SUAS MÁSCARAS

Em duas aulas de seu seminário 2 sobre *O eu na teoria de Freud e na técnica da psicanálise*, falando sobre o estádio do espelho e sobre o imaginário, Lacan faz uma releitura desse sonho inaugural da psicanálise. Ali, sublinha que o sujeito só encontra sua unidade do lado de fora, devido a essa relação dupla consigo mesmo: "é sempre ao redor da sombra errante de seu próprio eu que vão-se estruturando todo os objetos de seu mundo"[25]. É isso, segundo Lacan, que faz com que o desejo tenha um "caráter radicalmente rasgado". E continua: "Caso o objeto percebido do lado de fora tenha sua própria unidade, esta coloca o homem, que a vê, em estado de tensão, porque ele percebe a si mesmo como desejo, e desejo insatisfeito"[26]. É a partir daí que Serge André, em *O que quer uma mulher?*, afirma:

> o fato que se diga ou que se sonhe se revela aí causado por um real inominável, real que o inconsciente tenta delimitar como se bordeja um furo, pelo sistema do simbólico, pela cadeia significante, da mesma forma que o saber psicanalítico tenta designar essa instância do real com a ajuda de fórmulas ou matemas. Nesse sentido, o sonho da injeção de Irma não é apenas uma formação decifrável pela psicanálise, mas também um lugar onde se inventa e se põe em ato a própria psicanálise.[27]

Diferente de Tartini, que interpretou sua obra como do Diabo, Freud o fez como trabalho do inconsciente. Assim, sustenta

---

[25] *Idem*, p. 211.
[26] *Idem, ibidem*.
[27] ANDRÉ, Serge. *O que quer uma mulher?* Rio de Janeiro: Jorge Zahar Editor, 1987, p. 53.

que o sonho é realização de desejo. E que o tempo do sonho é o tempo do desejo realizado. Com *A interpretação dos Sonhos*, Freud descobre que a verdade do inconsciente é o desejo. No inconsciente, os pensamentos revelam o desejo como indestrutível. O desejo no sonho se apresenta como realizado.

O DESEJO, ESPIRITUOSO E INSATISFEITO

"O senhor sempre diz que o sonho é realização de desejo", questiona a paciente de Freud, contando-lhe um sonho em que seu desejo não foi realizado. "Como o senhor enquadra isso em sua teoria?" indaga sua espirituosa paciente histérica — é assim Freud a adjetiva: "espirituosa".

A mulher de um açougueiro de Viena — que Lacan chamará de Bela Açougueira — desafia Freud com um sonho em que o desejo permanece aparentemente insatisfeito. Já sabendo de antemão que para ele o sonho era realização de desejo, ela tem o seguinte sonho: "Queria dar uma reunião onde fosse servida uma ceia, mas não tinha mais nada em casa senão um pequeno salmão defumado. Pensei em sair e comprar alguma coisa, mas me lembrei que era domingo de tarde e todas as casas comerciais estavam fechadas. Em seguida, tentei telefonar para alguns fornecedores, mas o telefone estava defeituoso. Assim, tive que abandonar meu desejo de dar uma recepção"[28].

A partir do sonho desta Bela Açougueira, Freud se pergunta o porquê de ela ter criado para si própria um desejo não realizado.

---

[28] FREUD, Sigmund. (1900) "A interpretação dos Sonhos" In: FREUD, Sigmund. *Edição Standard Brasileira*, Vol. IV. Rio de Janeiro: Imago, 1976, p. 156.

34 ◆ O DIABO E SUAS MÁSCARAS

O marido da paciente, o açougueiro, estava ficando gordo e lhe pedia que contivesse um pouco em dar belos jantares. Sua amiga magra, que o marido não achava nada atraente, mas que admirava muito, pedia o contrário, que ela fizesse os ótimos jantares que poderiam engordá-la. Freud marca bem que o casal era bem satisfeito em sua vida sexual. E dá um exemplo para confirmar: um pintor se ofereceu para pintar um quadro do açougueiro e ele, grosseiramente, disse que mais vale pintar uma bela fatia de traseiro do que seu rosto. Podemos dizer, pela interpretação que a sonhadora dá a Freud, que assim como o salmão defumado é a preferência de sua amiga magra que quer engordar, caviar é o preferido da espirituosa paciente histérica de Freud, sendo as fatias de traseiro, um exemplo das preferências sexuais de seu marido açougueiro. "Ela estava muito apaixonada pelo marido e caçoava muito com ele. Ela também lhe pedira que não desse caviar a ela"[29].

A primeira linha de interpretação do sonho poderia ser dita assim, escreve Freud: "Pois sim! Vou convidá-la para comer em minha casa só para que possa engordar e atrair meu marido ainda mais"[30]. Mas o sonho permite outra interpretação mais sutil, que não é contraditória com a primeira, alega Freud: ao mesmo tempo em que sua paciente estava envolvida com o sonho da renúncia a um desejo, fazia o mesmo para tornar insatisfeito o desejo de jantares de sua amiga. A partir daí Freud toma a trilha de explicar a identificação histérica e o desejo como insatisfeito. "O processo poderia ser externado verbalmente da seguinte forma:

---

[29] *Idem*, p. 157.
[30] *Idem*, p. 158.

ACHERONTA MOVEBO ◆ 35

minha paciente colocou-se no lugar da amiga, no sonho, porque esta estava ocupando o lugar da paciente com o marido e porque ela (minha paciente) deseja tomar o lugar da amiga no alto conceito em que o marido a tinha"[31].

O que Freud mostra a sua paciente é que sua amiga magra — que não pode satisfazer sexualmente seu marido, vidrado em belas fatias de traseiro — é motivo de admiração dele. A espirituosa mulher do açougueiro percebeu que ele tem um interesse por ela para além da satisfação sexual. É aí que entra a dimensão do amor, sustenta Lacan em sua leitura do texto freudiano. "A mulher se identifica com o homem e a fatia de salmão defumado surge no lugar do desejo do Outro"[32].

"Ser o falo, nem que seja um falo meio magrelo, não está aí a identificação última com o significante do desejo?". A partir dessa pergunta, comentando o sonho da Bela Açougueira freudiana, Lacan tece sua teoria de que o desejo se manifesta no espaço cavado pela demanda — "não me dê caviar" — aquém dela mesma, na medida em que o sujeito, desfiando sua cadeia de significantes, traz sua falta-a-ser. Seu apelo é receber o que lhe falta do Outro. Esse lugar vazio que é dado ao Outro preencher é o amor[33]. Era isso o que a paciente de Freud sabia, ainda que como um saber sem sujeito: não se tratava de uma satisfação sexual na admiração de seu marido pela amiga, mas de algo que apontava a esse lugar vazio onde podia surgir o amor.

---

[31] *Idem*, p. 160.
[32] LACAN. Jacques. (1958) "A direção do tratamento e os princípios de seu poder". In: LACAN, Jacques. *Escritos*. Rio de Janeiro: Jorge Zahar Editor, 1998, p. 632.
[33] *Idem*, p. 633.

O DESEJO, EDIPIANO

A descoberta da psicanálise demonstra que o Complexo de Édipo é o moto do desejo para o sujeito. O Édipo causou um falso axioma em parte do movimento lacaniano: de que ele era inutilizável para o suposto "segundo Lacan". Freud mostrou a importância do Complexo de Édipo em toda sua obra e Lacan fez o mesmo. Na psicanálise, é a clínica que faz a teoria avançar. É essa nossa aposta do passe, na Escola de Lacan: de que o depreendido das análises nos faça avançar. Mas quanto à preponderância do Édipo, a clínica não nos faz avançar para prescindir dele, pelo contrário: ele continua o cerne do desejo. Nisso, nada de progresso.

Em "Sonhos e ocultismo", trigésima conferência das *Novas Conferências Introdutórias sobre Psicanálise*, proferidas em 1932, Freud descreve dois casos clínicos para refutar o ocultismo, a telepatia e a transmissão de pensamentos. Refutar, enfim, essa "tendência à credulidade e à crença no miraculoso" a que a humanidade se agarra. Ele já havia escrito sobre esses mesmos casos clínicos 11 anos antes, em "Psicanálise e Telepatia". Com esses exemplos, que aparecem duplamente, juntamente com o de um pai que sonha com o nascimento do filho de sua filha, seu neto, e conta ao psicanalista como um sonho quase telepático, Freud nos mostra que o sujeito neurótico está agarrado, enlaçado, no Édipo.

No primeiro caso descrito, uma mulher sucumbe à neurose por não ter podido ter filhos. Ela havia se casado com um homem mais velho, aos moldes do pai, e descobre, mas posteriormente, que o marido não poderia lhe dar filhos. Ela adoece porque, na impossibilidade de ele ser um pai, não consegue colocá-lo como substituto de seu próprio pai. Portanto, ela teria três saídas, alega Freud. A primeira, a infidelidade,

ACHERONTA MOVEBO ◆ 37

a segunda, abandonar o desejo de filhos e a terceira, separar-se[34]. Não se separa por questões práticas, afirma Freud, a saída intermediária está inviabilizada, pois seu desejo de filhos é edipiano, infantil, reflete o intenso laço amoroso com o pai, vindo do passado. Quanto à primeira saída, Freud não toca no assunto. Sua paciente encontrou outra via: a neurose. No segundo exemplo, o de um homem em que o Édipo se faz com a irmã, os sintomas aparecem em decorrência do ódio e do desejo de morte ao cunhado. Quando o paciente conta o episódio em que um vidente lhe diz que seu cunhado iria morrer engasgado com uma comida da qual era alérgico, Freud percebe que ele não relaciona com seus votos de morte ao cunhado e seu desejo edipiano pela irmã, o que ele já tinha percebido em momento anterior de sua análise.

Há ainda o terceiro exemplo, que está somente na 30ª Conferência. Um pai sonha que sua mulher estava tendo um filho, e tem o sonho no mesmo dia que a filha dá à luz em outra cidade. Como ele poderia saber? É sua pergunta a Freud. É um homem viúvo, que se casou novamente, matrimônio muito insatisfatório. Ele não queria ter relações sexuais com essa nova mulher, muito menos que ela tivesse um filho dele. Mas, ao relatar o sonho a Freud, relaciona-o ao parto da própria filha, e termina por confessar que poderia querer um filho com a mulher caso ela fosse como a filha dele. Freud nos mostra que tirando o "como" dessa frase está evidenciado o desejo edipiano[35].

---

[34] FREUD. Sigmund. (1941[1921]) "Psicanálise e Telepatia". In: FREUD, Sigmund. *Edição Standard Brasileira*, Vol. XVIII. Rio de Janeiro: Imago, 1976, p. 228.
[35] FREUD, Sigmund. (1933[1932]) "Sonhos e Ocultismo". In: FREUD, Sigmund. *Edição Standard Brasileira*, Vol. XXII. Rio de Janeiro: Imago, 1976, p. 52.

UM EXEMPLO DA MINHA CLÍNICA

Um homem procura análise, pois lhe assombra a possibilidade de que seja corno. Ama sua mulher e se encontra às escondidas com a ex. Sua mãe traía seu pai, o que ele descobriu, mas sem contar nada a ninguém.

A entrada em análise se deu da seguinte forma: sonhou que chegava à sessão, ia se deitar no divã e, antes de deitar-se, olhou e teve uma surpresa, pois eu estava atendendo a outro paciente. Há um outro homem deitado em meu divã no horário que era para ser dele. O paciente tem esse sonho ainda nas entrevistas preliminares. A partir dessa sessão, a analista entendeu que já estava enlaçada em seu sintoma e pediu que, a partir de então, ele se deitasse no divã. Daí, o paciente fez novas versões da mesma situação: "você se atrasou para me atender porque estava atendendo outro, aquele homem que acabou de passar no corredor?" Sempre havia um outro, ele sempre estava de fora.

Na adolescência, este homem vivera seu drama hamletiano — Contar a verdade? Vingar o pai? —, mas ficava numa inércia, sem conseguir fazer nada. Esqueceu a história. Até ele próprio ser um homem traído. Na história que me conta, o "cornudo" é ele, o pai, a amante a quem faz promessas que não cumprirá, o namorado da amante, sua mulher. Só a mãe não o é. O paciente fala dela praticamente nos mesmos termos com que Hamlet fala da sua. É ela a verdadeira traidora que o relegou a um segundo plano, tendo sempre outro homem ou outro interesse que não ele. É ela a mulher toda, a Jocasta.

Meu paciente é "cornudo", pois o desejo é sempre cornudo. Assim Lacan o diz no seminário 5: "Ou melhor, é você

ACHERONTA MOVEBO ◆ 39

quem é cornudo. Você próprio que é traído, uma vez que seu desejo deitou com o significante"[36]. A cadeia significante introduz uma mudança essencial na dialética do desejo. Tudo depende do que acontece no A. Existe a lei, é claro, sublinha Lacan, mas é preciso entender que, quando se fala com alguém, existe um Outro e será ele o lugar do código: "assim já nos encontramos submetidos à dialética de 'corneação' do desejo"[37]. E esses cornos de que Lacan fala nem são os do Diabo, mas os do desejo do sujeito, que carregam a marca de um Outro. Ele traz a marca de uma estrangeiridade primordial, de *heteridade* em sua origem.

O ÉDIPO E SUAS AMARRAÇÕES

Em "Psicologia das massas e análise do eu", Freud escreveu sobre os laços amorosos, sendo o laço libidinal com líder o passo a mais que ele deu em relação a todos os autores anteriores na compreensão dos fenômenos de grupo e dos comportamentos dos indivíduos na multidão. Seu argumento é o de que, quando desaparece o laço com o líder, há a dissolução dos laços mútuos que uniam todos ao grupo. Desaparecendo o laço com "a cabeça" do grupo, o líder, tudo está desfeito. Seu exemplo: o general Holofernes perde a cabeça e todos os soldados que o seguiam estão liberados, dispersos. A identificação com o líder é um laço libidinal, sustenta Freud. A identificação é a "mais remota expressão de um laço emocional com outra pessoa"[38].

---

[36] LACAN, Jacques. (1957-1958) *O Seminário, livro 5: As formações do inconsciente*. Rio de Janeiro: Jorge Zahar Editor, 1999, p. 155.

[37] *Idem*, p. 155.

[38] FREUD. Sigmund. (1921) "Psicologia de grupo e análise do ego". In: FREUD, Sigmund. *Edição Standard Brasileira.*, Vol. XXII. Rio de Janeiro: Imago, 1976, 133.

40 ◆ O DIABO E SUAS MÁSCARAS

Ele nos dá três exemplos de identificações, sendo uma delas a que está enlaçada ao desejo edipiano. Os dois exemplos clínicos que dará em "Sonhos e ocultismo" mostram muito bem isso. É o desejo edipiano que sustenta o sujeito, também alega Lacan em *RSI* — é ele que "sustenta a corda do simbólico, do imaginário e do real"[39].

Esse desejo edipiano, que faz um laço amoroso e identificatório, é o que o sujeito não pode abandonar, alega Freud no exemplo da mulher ainda à espera dos filhos que não terá do marido — e, menos ainda, do pai —, já que esse desejo edipiano é indestrutível e irrealizável. Será que nós nos desenlaçaremos dele algum dia? De sua perpétua irrealização? Ou, dizendo com Lacan, disso que "não cessa de não se escrever"?

"A relação sexual não existe, salvo edipiana" é uma frase de Lacan que está em dois lugares. A primeira é no seminário dado em 1971-72 no Hospital Sainte-Anne, intitulado *O saber do psicanalista*. A segunda, de alguns anos depois, está em seu seminário 24, onde afirma que "a relação sexual não existe, mas isso não é evidente. Ela não existe, salvo incestuosa. É exatamente nisso que Freud avançou — ela não existe, salvo incestuosa, ou assassina. O mito de Édipo designa aqui, que a única pessoa com quem se tenha vontade de deitar, é a própria mãe, e quanto ao pai, se mata"[40].

Trago essa afirmação lacaniana repetida em dois momentos diferentes da década de 70 para colocar a pergunta do porquê o Lacan desse momento de seu ensino, do apoio na

---

[39] LACAN, Jacques. (1974-1975)*O Seminário 22: RSI*. Inédito. Aula de 14 de janeiro de 1975.
[40] LACAN, Jacques. (176-1977) *O Seminário 24: L'insu que sait de l'une-Bevue s'aile à mourre*. Inédito. Aula de 15 de março de 1977.

ACHERONTA MOVEBO ◆ 41

lógica matemática e na teoria dos nós, colocar o Édipo no centro. É ele o fio que tece e mantêm juntos os três registros, sustenta Lacan em *RSI*: "Sem o Complexo de Édipo nada da maneira como ele se atém à corda do Simbólico, do Imaginário e do Real se sustenta"[41].

No Seminário 17, *O avesso da psicanálise*, Lacan se pergunta o que Freud articulou ao escolher o mito de Édipo. Nesse seminário, sua resposta é que Freud dá a forma idealizada de um pai original que os filhos mataram. E, de certa maneira, critica Freud quando diz que sua experiência com as histéricas deveria tê-lo levado para além do Complexo de Édipo, a considerar o pai como o lugar da verdade[42]. Cerca de quatro anos depois, em *RSI*, sustentou que a realidade psíquica tem um nome em Freud: Complexo de Édipo.

Em *O saber do psicanalista*, Lacan afirma "que se possa falar de todo-homem como sujeito à castração, é para isso que foi feito, da forma mais patente, o mito de Édipo"[43].

O inconsciente não é um conceito-chave, responde Lacan em uma das perguntas de "Radiofonia". O inconsciente é. Ser um conceito-chave pressupõe uma fechadura; assim o inconsciente apenas é[44]. "E se algo pode completar essa frase é a seguinte: o inconsciente é sua falta-a-gozar"[45]. Lacan destaca que ninguém quer saber dessa falta, por isso fica-se

---

[41] LACAN, Jacques. (1975) *O Seminário 22: RSI*. Inédito. Aula de 14 de janeiro de 1975.
[42] LACAN, Jacques. (1969-1970) *O Seminário, livro 17: O avesso da psicanálise*. Rio de Janeiro: Jorge Zahar Editor, 1992, p. 104.
[43] LACAN, Jacques (1972) *O saber do psicanalista*. Inédito. Aula de 1º de junho de 1972.
[44] LACAN, Jacques. (1970) "Radiofonia". In: LACAN, Jacques. *Outros Escritos*. Rio de Janeiro: Jorge Zahar Editor, 2003, p. 431.
[45] *Idem*, p. 434.

42 ◆ O DIABO E SUAS MÁSCARAS

arranjando objetos agalmáticos, rapidamente consumíveis. O desejo não está aí para ser consumível por um objeto, ele é excêntrico a qualquer satisfação. O que Freud já nos mostrou desde os primórdios. Assim, podemos entender o desejo como insatisfeito, sexual e edipiano.

Mas gostaria de encerrar esse capítulo com o verso frase que usei de epígrafe: "Do paraíso ao inferno, através do mundo". É uma frase do *Fausto*, de Goethe, que Freud evoca em vários momentos. Na carta de 22 de dezembro de 1896 a Fliess, ele a usa para sustentar que "o mais elevado e o mais vil estão sempre próximos um do outro na esfera da sexualidade"[46]. Além dos adjetivos insatisfeito, sexual e edipiano, incluo "elevado" e "vil" para adjetivar o desejo. Ele, o desejo, desliza metonimicamente na lista variável de objetos que portam sua marca edipiana, a marca do pai. Nessa mesma carta, Freud escreveu "*Habemus Papam*", assim, em latim. Temos pai. Temos pai e isso nos faz desejar? Deixando essa pergunta em suspenso, entremos em um caso de pacto com o Diabo, chamado por Freud de uma neurose diabólica. Com esse texto, Freud trabalha a figura do Diabo como um representante do pai.

---

[46] MASSON, Jeffrey M. *Correspondência Completa de Sigmund Freud com Wilhelm Fliess*. Rio de Janeiro: Imago Editora, 1986, p. 221.

Habemus papam

Sobre uma neurose diabólica

O que herdaste de teu pai, adquire-o para o possuir.

Fausto, GOETHE

Ao abordar o caso do pintor Christoph Haizmann e seu pacto com o Diabo, Freud teorizou o Diabo como um substituto do pai, não apenas um pai do amor, mas um pai com quem se trava uma relação ambivalente. Também em sua análise sobre o escritor Fiodor Dostoievski, Freud propôs a mesma leitura: havia uma relação ambivalente com o pai, mesclada de amor e ódio, e uma posição passiva diante dele. Freud também relaciona Haizmann e o caso do Presidente Schreber, sem apontar que no caso de Haizmann se trate de uma psicose. O ponto em comum entre Haizmann e Schreber é a posição passiva diante do pai. E entre Dostoievski e Haizmann, a ambivalência em relação ao pai.

"O CASO HAIZMANN"

No século XVII, quando morava na aldeia de Pottenbrunn, na Áustria, o pintor Christoph Haizmann fez um pacto com

44 ◆ O DIABO E SUAS MÁSCARAS

o Diabo. Em 29 de agosto de 1677, quando estava na igreja da aldeia, teve visões e "convulsões assustadoras". As convulsões continuaram nos dias seguintes e ele foi examinado pelo prefeito local. A este, contou que assumiu "intercâmbio com o Espírito Mau"[1]. Seis dias após esse episódio, é levado ao monastério de Mariazell. Mariazell, ou Basílica de Maria Geburt — ou, traduzindo, Basílica do Nascimento da Virgem Maria. Esse texto de Freud completará cem anos em 2023. Talvez à época da escrita não se precisasse dar maiores explicações sobre essa basílica. À época do pintor Haizmann, ela era um local de peregrinação importante, o que se manteve ainda no século passado, na época de Freud. Ainda hoje, trata-se do destino de peregrinação mais importante da Áustria.

Haizmann admitiu que, nove anos antes, entregara-se ao Diabo, que lhe dera um compromisso por escrito de que lhe pertenceria em corpo e alma após um período de nove anos. Esse período se completaria no dia 24 de setembro subsequente à confissão.

Haizmann se sentia muito desolado. Estava há alguns meses na Áustria, em Pottenbrunn, e tinha preocupação em não conseguir se sustentar com o próprio trabalho. Ele vinha da Bavária, hoje sul da Alemanha. Acreditava que, com a graça de Maria, a mãe de Deus, poderia se salvar, conseguiria romper com o pacto no monastério de Mariazell. É por isso que o padre da aldeia de Pottenbrunn recomendou a

---

[1] FREUD, Sigmund. (1923 [1922]) "Uma neurose demoníaca do Século XVII" In: FREUD, Sigmund. *Edição Standard Brasileira*, Vol. XIX. Rio de Janeiro: Imago, 1976, p. 94.

HABEMUS PAPAM ◆ 45

benevolência dos padres de Mariazell a "esse desgraçado" que foi destituído de todo auxílio[2]. Em Mariazell, Haizmann não alcançou a tranquilidade esperada. O Diabo apareceu a ele sob a forma de um dragão alado e devolveu-lhe o compromisso que estava escrito com sangue. Haizmann havia feito dois compromissos com o Diabo, o primeiro com tinta e o segundo, com sangue.

Freud aponta que poderia haver "produto de superstição monástica" nesse material, caso os diversos clérigos que participaram da sessão de exorcismo, e que estavam presentes na capela quando o Diabo apareceu para Haizmann, o tivessem visto também. Seria uma alucinação coletiva. O relatório do abade de Mariazell não relata isso: "longe de asseverar que os clérigos assistentes também viram o Diabo, declara apenas, em palavras francas e sóbrias, que o pintor subitamente se desvencilhou dos padres que o seguravam, correu para o canto da capela onde vira a aparição, e depois retornou com o documento na mão"[3].

Após esses dias em Mariazell, Haizmann vai a Viena, onde reside com a irmã e o cunhado. Em 11 de outubro, tem novas crises com visões, ausências e convulsões. No ano seguinte, retorna à Mariazell para devolver outro compromisso que fez com o Diabo. Após encerrar seu segundo pacto, ingressa na Ordem dos Irmãos Hospitalários, em Viena. Lá, um dos clérigos comunica que o irmão Christoph fora tentado pelo Diabo a fazer um novo pacto — "embora isso só acontecesse

---

[2] *Idem*, p. 95.
[3] *Idem*, p. 97.

46 ◆ O DIABO E SUAS MÁSCARAS

quando ele bebia um pouco em demasia"[4] —, mas que ele havia repelido todas as tentativas.

A descrição do pacto com o Diabo é feita em três relatos: o do padre da aldeia de Pottenbrunn; o dos clérigos que o assistiram em Mariazell; e, depois, no relato armazenado\ arquivado e retomado pelo abade Kilian de São Lamberto, em 1729, compilado numa publicação denominada *Trophæum Mariano Cellense*. O diretor da antiga Biblioteca Imperial de Viena descobriu o manuscrito, relacionou o caso com o *Fausto*, de Goethe, e o enviou a Freud, que escreveu seu artigo sobre o "Caso Haizmann" — como vou chamá-lo — 245 anos depois do ocorrido. Alguém faz um pacto com o Diabo para obter várias coisas. Freud lista algumas delas, como a riqueza, a segurança diante do perigo, poder sobre a humanidade e as forças da natureza, até mesmo artes mágicas e, acima de tudo o mais, o gozo — o gozo das "mulheres belas"[5]. Haizmann, por sua vez, recusou as ofertas de magia e artes negras, também de dinheiro e terras (um ducado), de gozo e diversão. Enfim, rejeitou tudo o que o Diabo poderia lhe dar. Qual foi o pacto, então?, pergunta-se Freud[6].

Freud salienta que Haizmann sofria de depressão, que o próprio chamava de melancolia: "que eu procurasse diversões e banisse a melancolia"[7]. Tinha preocupação em ganhar a vida. Se não a entendermos literalmente, essa preocupação com o ganhar dinheiro aponta sua inquietação com um esvaziamento da libido. Freud vai relacionar isso com a perda

---

[4] *Idem*, p. 99.
[5] *Idem*, p. 101.
[6] *Idem*, p. 102.
[7] *Idem*, p. 103.

de ânimo pela morte do pai. Em "Caráter e erotismo anal", Freud mostrou como os "complexos monetários dos pacientes têm relação com a neurose infantil, sobretudo a defecação, com a sujeira e com o Diabo: "o dinheiro é intimamente relacionado com a sujeira. Sabemos que o ouro entregue pelo diabo a seus bem-amados converte-se em excremento após sua partida, e o diabo nada mais é do que a personificação da vida pulsional inconsciente reprimida"[8]. O ouro é "as fezes do diabo". Lembra também que o ouro é o excremento do diabo nas lendas populares.

Esse humor melancólico que vivenciado por Haizmann, o medo de não conseguir se sustentar, carrega, também, uma ideia de ruína. A carta do Abade Franciscus relata que ele estava melancólico quanto o Diabo aparecera e lhe perguntara "por que estava tão abatido e triste, e prometera auxiliá-lo de todas as maneiras e dar-lhe apoio"[9].

Freud, em seguida, escreve: "Temos aqui uma pessoa que assinou um compromisso com o Diabo, a fim de ser libertado de um estado de depressão"[10]. Sem dúvida, motivo excelente, qualquer pessoa que passou por esses tormentos vai concordar, salienta. Freud marca que, no caso, o Diabo não fez nenhuma promessa, mas apenas uma exigência: o demônio compromete-se a substituir o pai perdido durante nove anos. Ao final desse tempo, o pintor se torna propriedade, em corpo e alma, do Diabo, como era o costume usual em tais barganhas.

---

[8] FREUD, Sigmund. (1908) "Caráter e erotismo anal". In: FREUD, Sigmund. *Edição Standard Brasileira*, Vol. IX. Rio de Janeiro: Imago, 1976, p. 179.
[9] FREUD, Sigmund. (1923 [1922]) "Uma neurose demoníaca do Século XVII" In: FREUD, Sigmund. *Edição Standard Brasileira*, Vol. XIX. Rio de Janeiro: Imago, 1976, p. 103.
[10] *Idem, ibidem.*

Impressiona a Freud que, nesse pacto, ele devesse entregar sua alma não por algo que tivesse que conseguir do Diabo, mas por algo que tivesse que fazer para ele. A conclusão freudiana é que a morte do pai lhe fez perder "o ânimo e a capacidade de trabalhar; se pudesse conseguir um substituto paterno, poderia reconquistar o que perdera"[11].

O DIABO-PAI

Freud considera que o Diabo era um substituto direto do pai. A forma como ele apareceu pela primeira vez — como um honesto cidadão da cidade, com barba castanha, capa vermelha, mostra isso. Deus também é um substituto do pai, do pai amado e idealizado da infância. O Diabo como substituto do pai mostra uma relação ambivalente. "Isso equivale a dizer que ela continha dois conjuntos de impulsos emocionais que se opunham mutuamente; continha não apenas impulsos de natureza afetuosa e submissa, mas também impulsos hostis e desafiadores"[12]. A relação de Christoph com seu pai apresentou, desde o início, a marca da ambivalência. Não sabemos

---

[11] *Idem*, p. 105. O historiador Christian Renoux mostra que Haizmann tinha uma situação econômica razoável, vivia em uma casa boa. A casa em que habitava com sua irmã tinha funcionária diariamente, tinha vários quartos, o que o levou a discordar da preocupação com ruína, entendimento que Freud tem do caso. Mas Freud não estava apoiando a ideia de ruína a não ser na morte do pai. É o pai o Norte que Haizmann perde e por isso fica desnorteado. O medo da ruína refere-se a uma derrocada da libido. RENOUX, Christian. "Christoph Haizmann entre démons familiers et ange gardien". In: *De Socrate à Tintin: Anges gardiens et demons familiers de l´Antiquité à nos jours*. Rennes: Presses Universitaires de Rennes, 2011. Disponível online no endereço: http://books.openedition.org/pur121389

[12] FREUD, Sigmund. (1923 [1922]) "Uma neurose demoníaca do Século XVII". In: FREUD, Sigmund. *Edição Standard Brasileira*, Vol. XIX. Rio de Janeiro: Imago, 1976, p. 110.

HABEMUS PAPAM ◆ 49

exatamente qual a explicação para a inibição do pintor no trabalho, não se trata de um caso clínico, mas Freud faz uma inferência:

é possível que seu pai se tivesse oposto ao seu desejo de se tornar pintor. Se assim foi, sua incapacidade de exercer sua arte, após a morte do pai seria, por um lado, expressão do conhecido fenômeno de obediência adiada e, por outro lado, tornando-o incapaz de ganhar a vida, seria compelido a aumentar seu anseio pelo pai como protetor contra os cuidados da vida.[13]

Também quando inferiu sobre as relações ambivalentes de Dostoievski com seu pai, em "Dostoievski e o parricídio", Freud explicara as crises convulsivas do autor genial como uma tentativa de chegar a um acordo com seus sentimentos ambivalentes em relação ao pai. Retomarei isso a seguir.

A conclusão freudiana, quando discorre sobre os sentimentos ambivalentes de um filho ao pai, é de que o pai é o protótipo individual tanto de Deus quanto do Diabo. E, para isso, lembra que os deuses e demônios eram originalmente idênticos; os deuses caídos se transformaram em demônios. Um pai primevo, que goza com todas as mulheres do clã e que subjuga todos seus filhos, estaria mais para um Diabo luxurioso em sua desmedida de gozo sexual explícito. Nos quadros posteriores de Haizmann, o Diabo vai ficando cada vez mais terrificante. Na segunda ocasião, ele está nu e disforme, tendo dois seios bem femininos. Nas pinturas

---

[13] *Idem*, p. 112.

seguintes, os seios somem. Em uma das aparições, o Diabo apresenta, além dos seios, um grande pênis terminando em uma serpente.

Freud já tinha destacado a relação do Diabo com as coisas sexuais desde "A interpretação dos sonhos". Nela, contou o sonho de um menino de saúde delicada, que começou a ter crises de angústias acompanhadas de alucinações. Tinha sonhos em que o Diabo lhe gritava: "Agora o pegamos! Agora o pegamos!" Sentia cheiro de piche e enxofre e sua pele era queimada por chamas. Acordava aterrorizado e, a princípio, não conseguia gritar. Depois, berrava: "Não, não, eu não; eu não fiz nada". Outras vezes gritava: "Não farei de novo". Mais tarde se recusava a ficar nu, pois as chamas só o pegavam quando estava despido. "Enquanto ainda estava tendo esses sonhos com o Diabo, que eram uma ameaça a sua saúde, foi enviado para o campo. Lá, ele se recuperou no decurso de 18 meses e, certa vez, quando já tinha 15 anos, declarou: "eu não ousava confessá-lo, mas experimentava continuamente um formigamento e uma hiperexcitação nas partes; por fim, isso me enervava tanto que diversas vezes pensei em jogar-me pela janela do dormitório"[14]. Eis aí, clara, a demoníaca sexualidade que atravessa os sujeitos muito cedo na vida. Sexualidade que a cultura projeta no Diabo para, inclusive, manter a santidade assexuada infantil.

Voltando à relação ambivalente de um homem com seu pai — o que não quer dizer que no caso supracitado do menino com sonhos com o Diabo, não tivesse esses sentimentos ambivalentes; simplesmente não são relatados no pequeno

---

[14] FREUD, Sigmund. (1900) "A interpretação dos Sonhos" In: FREUD, Sigmund. *Edição Standard Brasileira*, Vol. IV. Rio de Janeiro: Imago, 1976, p. 624.

extrato clínico descrito em "A interpretação dos sonhos" — Freud marca que nunca antes quanto nesse exemplo de neurose do século XVII foi demonstrado tão bem como o Diabo é uma duplicata do pai.

Em uma nota de rodapé, Freud recorda que, para o cristão piedoso dos séculos anteriores, a crença no Diabo não era menor que em Deus. "Na realidade se precisava do demônio a fim de poder defender Deus"[15]. Eis os dois compromissos de Haizmann com o demônio: o primeiro escrito a tinta e o segundo com sangue.

1. "Eu Chr. H., subescrevo-mo a este senhor como seu filho obrigado, até o nono ano".
2. "Eu, Chr. H., assino um compromisso com este Satã, de ser seu filho obrigado, e, no nono ano, pertencer-lhe em corpo e alma".

Freud marca que não é hábito assinar dois compromissos. Analisa isso e as incongruências entre os relatos do abade de Pottenbrunn e os dois relatos no monastério de Mariazell, um de 1677 e o segundo, do ano seguinte, quando o pintor voltou após ter sido tentado outras vezes pelo demônio. Cronologia:

- 29 de agosto de 1677 — Carta do abade de Pottenbrunn
- 5 de setembro — levado à Mariazell

---

[15] FREUD, Sigmund. (1923 [1922]) "Uma neurose demoníaca do Século XVII". In: FREUD, Sigmund. *Edição Standard Brasileira*, Vol. XIX. Rio de Janeiro: Imago, 1976, p. 111.

52 ◆ O DIABO E SUAS MÁSCARAS

Como o 1º compromisso iria expirar em alguns dias, segundo o relato do abade de Potterbrunn, Freud marcar que isso aconteceria em 24 de agosto. Deve, portanto, ter sido redigido posteriormente, em 1668, ano seguinte, quando ele retorna a Mariazell. É essa a hipótese de Freud. O depoimento do abade Franciscus, em Mariazell, foi redigido alguns dias depois da chegada de Haizmann, em 12 de setembro de 1677. O relato diz que assinou os dois compromissos, que iriam se extinguir respectivamente em 1677[16] e no sequente ano de 1669. Deveria ser 1668. Seria esta contradição apenas aparente? Terá ele colocado o 9 *a posteriori*, quando no ano seguinte retornou à Mariazell?

O número 9 aparece muito no relato: o pacto era de nove anos. O relatório do pároco de Pottenbrunn é claro: o pacto assinado foi por nove anos, prazo que venceria em alguns dias. Haizmann sustentava que resistiu nove vezes às investidas do Diabo.

Nove são os meses de gravidez, relembra Freud. Ao que comenta que o inconsciente toma muitas liberdades com os números. "A elaboração onírica brinca com os números". Dizendo de outra forma, o inconsciente é um contador. Em sua "Interpretação dos sonhos", Freud já havia mostrado isso em muitos exemplos de seus próprios sonhos, de seus pacientes e de exemplos tirados de escritores e artistas. Relata um exemplo de uma mulher que se casou cedo demais, e com um homem que valia um terço do que o marido da amiga. Vou chamar esse "fazer as contas" de "o tempo certo para

---

[16] Mantive o ano de 1677, como na obra freudiana, porém as datas dos compromissos eram 1677 e 1668.

casar-se"[17]. O exemplo seguinte é o de um homem que quer conseguir se aposentar aos 62 anos. Seu sonho faz todos os cálculos e ele já está atrasado. Por isso se repetem muitos números 2 e 6 no sonho: 22, 62, 26. Vou chamar esse sonho de "o tempo certo para se aposentar". Nos sonhos, os números mostram como os sujeitos são deslocados no tempo, atrasados, adiantados, fora do tempo certo. Como Lacan diz em sua aula de 14 de janeiro de 1975, no *RSI*, "o sentimento de culpa é alguma coisa que faz as contas, faz as contas e, claro, não se acha nelas, não se acha nunca. Perde-se nas contas"[18].

O Diabo com características femininas e masculinas, que aparece nos quadros de Haizmann, mostrava uma indeterminação quanto ao sexo. "Por que deveria seu pai, após ser reduzido à condição de Diabo, portar essa marca física de uma mulher?"[19]. Freud acredita que aquilo contra o que o pintor está se rebelando é sua atitude feminina para com o pai, que culmina na fantasia de dar-lhe um filho. Essa atitude feminina sofre recalque como resultado de uma revolta contra a castração. "Desse modo, os seios do Diabo corresponderiam a uma projeção da própria feminilidade do indivíduo sobre o substituto paterno"[20].

Esses seios salientes nos quadros posteriores que Haizmann fez do Diabo apontam para uma busca de proteção na mãe.

---

[17] FREUD, Sigmund. (1900) "A interpretação dos Sonhos" In: FREUD, Sigmund. *Edição Standard Brasileira*, Vol. IV. Rio de Janeiro: Imago, 1976, p. 443.
[18] LACAN, Jacques. (1974-1975) *O Seminário 22: RSI*. Inédito. Aula de 14 de janeiro de 1975.
[19] FREUD, Sigmund. (1923 [1922]) "Uma neurose demoníaca do Século XVII". In: FREUD, Sigmund. *Edição Standard Brasileira*, Vol. XIX. Rio de Janeiro: Imago, 1976, p. 115.
[20] *Idem, ibidem.*

54 ◆ O DIABO E SUAS MÁSCARAS

"Se a repugnância em aceitar a castração tornou impossível apaziguar sua relação com o pai, é compreensível que se tenha voltado à mãe com o apelo de ajuda. Essa é a razão que apenas a Santa Mãe de Deus, de Mariazell poderia libertá-lo do pacto com o Diabo"[21].

Freud relembra o Caso Schreber e sua posição feminina diante do pai Deus, sua construção delirante de que seria emasculado e utilizado como Mulher de Deus para dar origem a uma nova ração de homens. Freud entende sua paranoia como um protesto contra essa posição feminina. O Presidente Schreber abandonou sua resistência à castração e assumiu seu papel feminino como uma Grande Mãe. Fazer um Outro todo-mãe existir é condizente com a psicose de Schreber; no caso de Haizmann trata-se de "não aceitar a castração nem do lado masculino, retrocedendo ante o enfrentamento com o pai, nem do lado feminino, retrocedendo ante a implicação de uma posição feminina em relação ao pai." Segundo Pierre Bruno, o compromisso que ele adota é precário: consiste em representar o Diabo como mulher, castrando o pai, e "esperar poder manter a denegação de sua própria castração". O autor salienta que seu retrocesso frente à eleição do sexo deve se referir à defesa contra a castração materna. Pierre Bruno toma os dois casos de histeria masculinos descritos por Freud: Hainzmann, tomado na história da demonologia, e Dostoievski, na história da literatura[22].

---

[21] *Idem*, p. 116.
[22] BRUNO, Pierre. "La histeria masculina". In: BRUNO, Pierre. *Histeria y Obsesin*. Buenos Aires: Editorial Manancial, 1986.

A POSIÇÃO FEMININA DIANTE DO PAI

No seminário 3 sobre *As psicoses*, Lacan comenta um caso clínico de Joseph Eissler, psicólogo de Budapeste. Um condutor de bonde sofre um acidente: um dia, descendo do vagão, tropeça e cai. Nada grave, dão-lhe uns pontos na cabeça, faz uma radiografia e é dispensado. Depois passa a ter uma dor nas costelas, sente um mal-estar frequente. As crises duram vários dias, é examinado novamente. Não encontram absolutamente nada, pensam numa histeria traumática e o enviam a Eissler. Ele entende que o sujeito tem "tendências homossexualizantes", destaca Lacan[23]. "É por ocasião de exames que o colocam na mira de instrumentos misteriosos, que o sujeito desencadeia suas crises... Pode-se reconhecer elementos considerados na questão — Será que sou ou não alguém capaz de procriar?"[24].

O caráter feminilizado do discurso se mostra. Ele tem a ambição de se ocupar com a criação de galinhas e venda de ovos. O médico que o examinou disse a sua mulher: se fosse uma mulher, eu o compreenderia melhor. Lacan entende o caso assim: ele cai do bonde e dá à luz a si mesmo. O caráter problemático dessa feminilização é com sua função viril. Sou um homem ou uma mulher? Ao que Lacan marca que a mulher se interroga o que é ser uma mulher da mesma forma que o sujeito macho se interroga sobre o que é ser uma mulher[25].

O reconhecimento da posição sexual se complica com esses exames pós-acidente. No seminário 3, Lacan alega que

---

[23] LACAN, Jacques. (1955-1956) *O Seminário, livro 3: As psicoses*. Rio de Janeiro: Jorge Zahar Editor, 1985, p. 195.
[24] *Idem, ibidem*.
[25] *Idem*, p. 197.

isso não permite ao sujeito integrar sua realidade ligado ao reconhecimento simbólico. O Édipo comporta uma posição que aliena o sujeito e o faz desejar o objeto de um outro, e possuí-lo por procuração de um outro". O sujeito histérico se coloca a mesma questão seja homem ou mulher: trata-se da questão da procriação.

Em "Bate-se em uma criança", Freud afirma que a fantasia de ser espancado é uma convergência do sentimento com o amor sexual, um substituto da relação incestuosa, proibida. Freud nos apresenta seis casos, dos quais quatro obsessivos, sendo a maior parte de mulheres. Estabelece três momentos para a construção da fantasia. No primeiro, "bate-se em uma criança". Não quer dizer que a criança que constrói a fantasia seja a que apanha. Não tem importância o sexo da criança que apanha nesse primeiro momento. No segundo, "meu pai me bate". E no terceiro, fruto do recalque, "meu pai bate em outra criança, um menino". Que a criança que apanha seja do sexo masculino, é característica da fantasia nas mulheres. Tem uma variante nos homens. Essas variações não têm relação com o diagnóstico estrutural, antes refletindo a diferença na partilha dos sexos. O que seria seguir Freud, já que ele sustenta que a compreensão da construção dessa fantasia lhe serve para "avaliar o papel desempenhado pela diferença de sexo na dinâmica da neurose"[26].

Dou um exemplo de minha clínica em que aparece a fantasia de engravidar e parir: um homem procura a análise, pois tinha rompido com sua analista anterior, que tentava controlá-lo. Apresenta muitos sintomas conversivos e

---

[26] FREUD, Sigmund. (1919) "Bate-se em uma criança". In: FREUD, Sigmund. *Edição Standard Brasileira*, Vol. XVII. Rio de Janeiro: Imago, 1976.

sua posição é de denunciar a falta do Outro. Diante de um Outro que espera que ele pague a conta, ele fala não. Assim, seu drama não é dizer não às demandas frequentes de sua esposa, mas saber por que está com ela, com essa mulher "perdida", que não sabe quem é nem o que quer. Por vezes tem os mesmos sintomas de sua mulher: náuseas, enjoos, dor de estômago. Mas nesse momento sua análise centra-se na relação com seu orientador, esse homem "quase cruel" que o criticava da mesma forma que seu pai. Quando ele mostrava seus erros, sentia-se incapaz. E enquanto o orientador falava, lembrava dele próprio, menino ainda, fazendo as tarefas com o pai, que lhe dizia "você vai estudar mais, senão vou te bater". Atualmente, durante essas orientações, sente um torpor pelo corpo. Vai para casa e, enquanto dirige, sente uma leve náusea. Dias atrás, quando entrava em casa, desmaiou, acordou segundos depois, com o corpo doído como quem leva uma surra.

Seu sintoma não se reproduz apenas com o orientador, com quem ele encena o espancamento paterno prometido em sua infância. Ele também tem sintomas que se assemelham aos de uma mulher grávida, copiando-os de sua mulher, ensaiando uma resposta do que ela quer e ainda não sabe: um filho. Como Lacan comenta sobre o Caso Dora: Freud se perguntou sobre quem Dora desejava, mas não sobre quem desejava em Dora[27]. Como dar um filho a uma mulher se sua fantasia está construída para dizer não a toda demanda do Outro? De semelhante forma, a partir da encenação dos sintomas de sua mulher, ele coloca sua questão: sou homem ou

---

[27] LACAN, Jacques. (1955-1956) O Seminário, livro 3: As psicoses (1955-1956). Rio de Janeiro: Jorge Zahar Editor, 1985, p. 200.

58 ◆ O DIABO E SUAS MÁSCARAS

mulher? Sou capaz de procriar? Estou fazendo uma analogia com o caso clínico descrito por Michael Joseph Eissler, comentado por Lacan no Seminário 3, *As psicoses*. Voltando ao "Bate-se em uma criança", Freud afirma que o prazer nessa fantasia ficará inconsciente. Em um dos casos que descreveu, porém, isso não aconteceu. "Esse homem preservava claramente na memória o fato de que costumava empregar a ideia de ser espancado pela mãe com a finalidade de masturbação"[28]. Alega que não pode explicar isso, mas esboça uma hipótese: quando a fantasia incestuosa de um menino se converteu na fantasia masoquista correspondente, ocorreu uma inversão a mais do que no caso da menina, ou seja, a substituição da atividade pela passividade. A fantasia do menino é masoquista desde o começo, marca Freud. Ele não encontrou uma primeira fase sádica, como nas mulheres e "deriva de uma atitude feminina em relação ao pai"[29]. Na menina, parte-se de uma situação edipiana normal; no menino, de uma situação invertida, na qual o pai é tomado como objeto de amor.

Tal como no caso de Dostoievski, suas crises têm o valor de uma punição. Freud escreve que essas crises semelhantes à morte — já tinha falado sobre elas na Carta 58 a Fliess — refletem o seguinte desejo: "Quisemos que outra pessoa morresse; agora somos nós essa outra pessoa e estamos mortos. Nesse ponto a teoria psicanalítica introduz a afirmação de que, para um menino, essa outra pessoa geralmente é o pai e de que a crise constitui assim uma autopunição por um

---

[28] FREUD, Sigmund. (1919) "Bate-se em uma criança". In: FREUD, Sigmund. *Edição Standard Brasileira*, Vol. XVII. Rio de Janeiro: Imago, 1976, p. 231.
[29] *Idem*, p. 247.

desejo de morte contra um pai odiado"[30]. E explica que a punição do supereu funciona assim: "Você queria matar seu pai, a fim de ser você mesmo o pai. Agora você é seu pai, mas um pai morto"[31]. Nas "crises de morte" o ódio ao pai é encenado no próprio corpo. Como Antonio Quinet escreve em "Histerias", "o histérico oferece seu corpo como cama e mesa do Outro e diz sirva-se! Seu corpo é erogeneizado pelo Outro. O corpo é também a mesa de jogo — nesse caso literalmente — entre o consciente e o inconsciente, entre o sentido e o não-sentido, entre a presença recalcante da razão e o retorno do recalcado"[32]. Mas o relacionamento de todo menino com o pai é ambivalente. O pai é o modelo de identificação, mas também pode desempenhar um papel sedutor para o menino — a fantasia "uma criança é batida" mostra isso. Mostra, igualmente, que se tem ternura por ele. É isso que permitirá ao menino preservar sua masculinidade, alega Freud. Lacan afirma que essa virilidade não deixa de ser um semblante ridículo, mas o menino precisará dessa identificação metafórica com a imagem do pai. Esse "pequeno macho", continua Lacan, "tem guardada essa identificação, para no futuro sacar seus documentos"[33].

Tomando Dostoievski como caso clínico, Freud explica um agravante em sua neurose: uma forte disposição bissexual. Pela ameaça da castração, ele, menino, se inclinou

---

[30] *Idem*, p. 211.
[31] *Idem*, p. 214.
[32] QUINET, Antonio. "Histerias". In: *Histeria: sujeito, corpo e discurso.* I Colóquio da EPCL — Fórum Rio de Janeiro. Rio de Janeiro: EPCL, 2003, p. 91.
[33] LACAN, Jacques. (1957-1958) *O Seminário, livro 5: As formações do inconsciente.* Rio de Janeiro: Jorge Zahar Editor, 1999, p. 201.

60 ◆ O DIABO E SUAS MÁSCARAS

fortemente no sentido da feminilidade[34]. O menino entende que também deve submeter-se à castração se deseja ser amado pelo pai como se fosse uma mulher, escreve Freud. Dessa maneira, o amor e o ódio ao pai são igualmente recalcados, como um homossexualismo latente, dirá Freud[35]. Enfim, Dostoievski tem, segundo Freud, um componente feminino especialmente intenso.

Nos "casos" de Haizmann e de Dostoievski fica clara a ambivalência em relação ao pai e a feminização, com fenômenos dissociativos e "supostas convulsões" — Freud escreve assim, com aspas, mostrando que não crê no caráter epilético do que ele, Dostoievski, tinha. Podemos concluir que compreende suas crises como conversivas. Transformar um conteúdo psíquico em um sintoma corporal, fazendo esse deslocamento pulsional, é o que define a histeria. No caso de Eissler e no exemplo de minha clínica, além desse feminização, ficam claras as fantasias de procriação. Há uma questão sobre o desejo sustentada por esses sujeitos, sobre o desejo-demoníaco. Escrevo assim, porque Lacan, no *RSI*, na aula de 8 de abril de 1975, chama o Discurso Histérico de "histérico-demoníaco".

Lacan está falando sobre o advento do discurso analítico, que esse discurso que Freud colocou no mundo tem valor histórico. E que a voz dele, Lacan, para sustentá-lo, é fraca. Melhor assim, pois uma voz forte pode calar as outras. "É o que sempre se viu até hoje e isso porque, não é por não haver mais inquisição que se deva crer que os laços sociais

---

[34] FREUD, Sigmund. (1928) "Dostoievski e o parricídio" In: FREUD, Sigmund. *Edição Standard Brasileira*, Vol. XXI. Rio de Janeiro: Imago, 1976, p. 212.
[35] *Idem*, p. 213.

que defini, o discurso do mestre, o discurso universitário, mesmo o discurso histérico-diabólico não sufocaria o que posso ter de voz"[36].

O DIABO, UNO E MÚLTIPLO

Na tradução desse artigo freudiano, a figura do Diabo está presente com sua multiplicidade de nomes: Diabo, Satã e demônio. Freud usa o tempo todo, no texto, a palavra *Teufel*, Diabo, e nenhuma vez *Dämon*, demônio, mas o tradutor oscilou na tradução dos *Teufel* por, às vezes, Diabo e, outras vezes, demônio. Incluindo aí um *Dämon* que Freud não colocou. Pelo menos, não nesse texto. Freud usa a palavra Satã três vezes: quando se refere ao milagre e quando transcreve os dois pactos descritos no *Trophaeum*, ou seja, nas referências eclesiásticas[37].

A palavra grega *daímôn* era usada pelos helênicos para designar espíritos que podiam influenciar as pessoas para o bem ou para o mal. No *Banquete*, de Platão, o amor é um grande *daímôn*, mediador entre deuses e mortais[38]. A palavra foi latinizada para *dæmon*, e os autores cristãos

---

[36] LACAN, Jacques. *O Seminário 22: RSI*. Inédito. Aula de 8 de abril de 1975.

[37] Segundo Muchembled, Satã ou Satanás é nome usado na *Bíblia* e nos livros de Martinho Lutero. Dante Alighieri, na *Divina Comédia*, coloca Satã como o soberano do Inferno e Lúcifer como um anjo monstruoso. John Milton, em *O Paraíso perdido*, outro texto clássico, também coloca Satã como o grande mestre do Inferno. Segundo Muchembled, foi o Papa Gregório, o Grande, no século VI, quem propagou no Ocidente que Lúcifer foi o mais importante dos anjos — um serafim. E foi o Concílio de Nicéa, no ano de 787, que reconheceu nos anjos e demônios "um corpo sutil da natureza do ar e do fogo". Eram espíritos sem nenhuma matéria corporal. In: MUCHEMBLED. Robert. *História del diablo*. Trad. Federico Villegas. México: Fondo de Cultura Econômica, 2002, p. 22.

[38] LINK, Luther. *O Diabo. A máscara sem rosto*. São Paulo: Cia. das Letras, 1998, p. 25.

62 ◆ O DIABO E SUAS MÁSCARAS

a transformaram no demônio com o sentido que tem hoje. Creio, então, que na carta a Fliess de 24 de julho de 1895, quando Freud o chama de *daímonie*, é nesse sentido grego. Podemos entender que o Diabo é Uno e os demônios são múltiplos. Em grego, Diabo significa acusador ou caluniador e Satã, em hebraico, quer dizer adversário, inimigo[39]. Link, em seu livro *O Diabo, a máscara sem rosto*, lembra que não há Diabo sem Satã e nem Satã sem o Diabo, mas mesmo na Bíblia não há uniformidade em seu nome. No Antigo Testamento, Satã é um membro do Conselho de Deus, mas com exceção do Livro de Jó, ele não é uma figura importante. Já nos Evangelhos de Lucas e Mateus, ele passa a ser chamado de *diabolos*. O autor assinala que um fator de resultados imprevisíveis se deu em 300 a.c: os judeus alexandrinos verteram o Antigo Testamento para o grego, traduziram o *satan* hebraico para o grego *diabolos*. "É por isso que o Diabo do Antigo e do Novo Testamento têm o mesmo nome, embora não signifiquem a mesma coisa"[40]. Assim, podemos dizer que demônios têm muitos, Diabo um só, embora ele tenha muitos nomes. Mas em todos seus nomes, marca Link, ele é a encarnação do Mal. Quanto à história de seu nome "Lúcifer", deixo para o capítulo seguinte.

Podemos entender que o tema do pacto com o Diabo tenha nascido com a tentativa do cristianismo de banir os saberes que lhe fizessem objeção, demarcando que a insubordinação a esse Discurso do Mestre vigente era fruto de um espírito mau. Assim, Haizmann identifica o que nele

---

[39] PAPINI. Giovanni. *El Diabo*. México: Editorial Parruá, 2011, posição 338.
[40] LINK, Luther. *O Diabo. A máscara sem rosto*. São Paulo: Cia. das Letras, 1998, p. 25.

não corresponde ao Ideal do eu, sem relacionar essa *heteridade* como uma produção própria, tal como Tartini fez com a criação de sua sonata. Quanto a isso, há um antes e depois da psicanálise. Foi preciso sua criação para que o infamiliar, *das Unheimliche*, fosse reconhecido também como familiar. Desde a psicanálise, poderíamos dizer que um de seus nomes é a inquietante estranheza, um ódio reconhecido como estranho pela incapacidade de assumir o Mal próprio, que está de acordo com o Ideal de Eu, um desejo que também diverge do Ideal do Eu e que escapou das formações do inconsciente. Chamar todo o infamiliar de diabólico é uma projeção, tem o mesmo efeito que um delírio para o psicótico, é não reconhecer que o estranho é o mais íntimo. Há uma inoperância do simbólico, no caso, uma diabólica impossibilidade sustentada pela paixão da ignorância.

Voltando ao tema do pacto, ele se intensificou enormemente com o luteranismo, ainda que grandes literatos através dos séculos tenham usado essa figura do Diabo para construir obras formidáveis. Tanto que o bibliotecário da Biblioteca Imperial de Viena, ao ler a descrição sobre o pintor Christoph Haizmann, relacionou-a com a obra de Goethe e a enviou a Freud.

A obra *Fausto*, de Goethe, começa com um Fausto desejoso de conhecer o mundo e ter tudo que este pode lhe dar. Por que não ser ele próprio um Deus? Já que o mundo revela à sua alma "todo o movimento da sua vida, toda a energia da sua criação"[41]... Ele quer tudo, quer provar de tudo. Nesse momento, o Diabo começa a tecer sua trama. Melhor seria

---

[41] GOETHE, Wolfgang. *Fausto*. Rio de Janeiro: Otto Pierre Editores, 1980, p. 27.

64 ◆ O DIABO E SUAS MÁSCARAS

uma voz um pouco mais baixa, como indica Lacan. A voz baixa faz barreira ao sucesso. E a psicanálise tem mais relação com a perda do que com o sucesso. Aliás, é assim que Lacan começa seu Seminário 22, *RSI*: "Se o discurso analítico funciona é porque perdemos alguma coisa em outra parte"[42].

---

[42] LACAN, Jacques. (1974-1975) *O Seminário 22: RSI*. Inédito. Aula de 10 de dezembro de 1974.

"QUE ME SEJAM PROPÍCIOS OS DEUSES DO AQUERONTE"[1]

O inferno é sem limites.
Circunscrito.
Não está a um lugar, pois onde estamos
Inferno é, e sempre aí estaremos.

Fausto, MARLOWE

Desde o personagem real, Fausto foi por excelência a figura do ocultista envolvido com a magia negra, com segredos que soavam ameaçadores tanto aos religiosos como aos homens da ciência da época. A relação histórica do Fausto, personagem real que andou pelo sul da Alemanha, e dos Faustos da literatura, com o Diabo e os demônios menores, como por exemplo, Mefistófeles, é o tema desse capítulo.

---

[1] MARLOWE, Christopher. *A história trágica do Doutor Fausto*. Trad. A. de Oliveira Cabral. São Paulo: Hedra, 2011, p. 43.

OS FAUSTOS E SEUS DEMÔNIOS

Em sua análise sobre os mitos do individualismo moderno, o historiador inglês Ian Watt, professor da Universidade de Stanford, assinala que o único deles construído a partir de uma personagem real é o do Doutor Fausto. Os outros que ele teoriza — Crusoé, Don Juan, Quijote — são construções literárias. Ele teoriza um enlaçamento entre a história antiga da magia e da alquimia com a personagem de Fausto[2]. Para compreender o mito de Fausto e o pacto com o diabo é preciso entender a história da magia. Segundo o historiador, a igreja cristã tinha a exigência de controlar o mundo invisível[3].

Nesse contexto, Jorge (Jörg) Fausto, mago errante que nas primeiras décadas do século XVI, na região de Wünterberg, na Alemanha, era conhecido como um nigromante. Nasceu em Knittlingem em 1480 e faleceu em Staufen, em 1540, cidades do estado alemão de Baden-Würtemberg, vizinho da Baviera - estado natal do pintor Haizmann. À época, a magia era considerada uma prática abominável pelo cristianismo.

De acordo com Ian Watt, após a morte do Fausto "real", houve um aumento de interesse por sua história, pois "os escritores protestantes inventaram esse pacto com o demônio e seu terrível desenlace". Já o historiador Robert Muchembled diverge quanto a essa teoria: Lutero acreditava firmemente no Diabo e certamente contribuiu para a difusão desta "poderosa cultura diabólica", mas o tema já vinha de séculos anteriores. Segundo ele, os protestantes não mediram esforços na caça às bruxas, "Lutero e Calvino aprovaram

---

[2] WATT, Ian. *Mitos del individualismo moderno*. Trad. Miguel Martínez-Lage. Madrid: Cambrigde University Press, 1999, p. 16.
[3] *Idem*, p. 18.

"QUE ME SEJAM PROPÍCIOS OS DEUSES DO AQUERONTE" ◆ 67

pena capital para as bruxas em 1540", mas para ele a questão de fundo era a do poder[4].

Os professores da Universidade de Heidelberg consideravam Fausto um charlatão, um bufão. Não era um universitário nem um eclesiástico. É provável que o título de doutor tenha lhe sido dado pela história, posteriormente, pois não há dados que tenha cursado uma universidade. Antes do errante Fausto, houve um mago famoso, Simón[5], pertencente a uma seita gnóstica no tempo dos apóstolos. Segundo Watt, a oposição entre Simón e os apóstolos evidencia o conflito existente desde sempre entre a religião e a magia[6]. Fausto combinava seus poderes de nigromante com certo conhecimento clássico. É provável que tivesse certa erudição. À medida que ficava mais conhecido em suas errâncias pelas cidades alemãs, muitas destas começaram a lhe negar a entrada. Nuremberg lhe negou acesso a suas muralhas, por ser "sodomita e nigromante"[7]. Franz von Sickingen, figura proeminente ligada a Martinho Lutero, afirma que o mesmo tinha "aberrante lascívia com os garotos" e,

---

[4] Para Muchembled, a questão do poder foi o problema de fundo da caça às bruxas e dos pactos com o Diabo: de um lado a instituição eclesiástica e, do outro, as ambições principescas. Ele também sustenta que "a majestade do mestre dos infernos se afirma por todo o século XV [...] O Diabo é o tema principal dos debates da época". In: MUCHEMBLED. Robert. *História del diablo*. Trad. Federico Villegas. México: Fondo de Cultura Econômica, 2002, p. 33.

[5] É com Símon, o mago, que Dante abre o Canto XIX, do oitavo círculo do *Inferno*. É onde estão sendo punidos os simoníacos, que usam os dons divinos a troco de ouro e prata. "Símon, o mago, queria comprar dos apóstolos a virtude de chamar o Espírito Santo". É por isso que o mercado das coisas sagradas é chamado de simonia. In: ALIGHIERI, Dante. *A Divina Comédia*. São Paulo: Atena Editora, 1957, p. 103.

[6] WATT, Ian. *Mitos del individualismo moderno*. Trad. Miguel Martínez-Lage. Madrid: Cambrigde University Press, 1999, p. 18.

[7] *Idem*, p. 22.

68 ◆ O DIABO E SUAS MÁSCARAS

quando foi descoberto, fugiu da cidade para escapar do castigo que lhe era destinado. Era um andarilho, nômade, viajante de cidade em cidade. Segundo Watt, foi um charlatão, um descarado, mas sem dúvida, um individualista impenitente, que organizou sua vida à sua maneira, em que viver de cidade em cidade era mais importante do que ter uma cidade e emprego fixo[8].

A condenação de Fausto veio da obsessão de Lutero com Satanás. Lutero usou o demônio para explicar "todos os infortúnios da vida de uma pessoa"[9]. Para ele, a única segurança que tinha o homem diante das tentações do Diabo era a fé em Deus. Lutero estava num embate contra a magia e a astrologia. Johanes Gast, clérigo protestante da Basiléia, conta em seus *Sermones Convivales,* que Fausto foi estrangulado pelo Diabo e teve uma morte deplorável. Se os universitários o chamavam de bufão e charlatão, para os luteranos era uma "besta imunda e poço de infinidade de males"[10].

Segundo Ian Watt, esses dois grupos, eclesiásticos e universitários, transformaram Fausto numa figura mítica e lendária ao inventarem o pacto com o Diabo e sua terrível morte. Lacan, com sua teoria dos discursos, aproxima os universitários dos religiosos — eis aí um belo exemplo. Em "Radiofonia", chama o "Discurso Universitário" de uma "procissão". "O que está mascarado no Discurso Universitário é a religião"[11]. Sustenta ainda sustenta que o

---

[8] *Idem, ibidem.*
[9] *Idem*, p. 23.
[10] *Idem*, p 27.
[11] LACAN, Jacques. (1970) "Radiofonia". In: LACAN, Jacques. *Outros Escritos.* Rio de Janeiro: Jorge Zahar Editor, 2003, p. 435.

"QUE ME SEJAM PROPÍCIOS OS DEUSES DO AQUERONTE" ◆ 69

Discurso Universitário é um Discurso do Mestre, mas reforçado pelo obscurantismo. Esse caso da dupla perseguição a Fausto mostra muito bem isso.

Lacan, em seu seminário sobre a ética na psicanálise, falando sobre uma certa pastoral arcaica, um retorno à natureza, da esperança colocada no natural, chega a Lutero. Nesse período que antecedeu à liberdade do homem moderno, foi o período do *Diabolus*. "Simbólico aqui se completa com diabólico — com todas as formas que a predicação teológica articulou tão poderosamente."[12]. E nos indica ler Lutero. Ele nos diz "literalmente — sois o dejeto que cai no mundo pelo ânus do diabo"[13]. Segundo Lacan, ele levou às últimas consequências o modo de exílio em que o homem se encontra em relação a qualquer bem que haja nesse mundo. O Diabo pode ser a representação desse exílio. Não chamarei de lugar, pois é exatamente um sem lugar, o *diabolus* como uma alteridade absoluta.

Em 1587 apareceu o *Faustbuch*, história escrita por Johann Spies, publicado em Frankfurt, antiga capital da Alemanha, fortemente luterana e principal centro do comércio de livros. O livro é publicado cerca de 40 anos depois da morte do Fausto histórico e apresenta a personagem como filho de um campesino, pobre e bom, que graças a seu tio rico vai estudar em Wittenberg, onde adquire o título de doutor. Por desgraça, quer explorar todos os segredos do céu e da terra, "entregando-se de corpo e alma ao infernal príncipe do Oriente", *Mephostophiles*. No *Faustbuch* está assim grafado

---

[12] LACAN, Jacques. (1959-1960) *O Seminário, livro 7: A ética da psicanálise*. Rio de Janeiro: Jorge Zahar Editor, 1991 p. 117.
[13] *Idem*, p. 118

70 ◆ O DIABO E SUAS MÁSCARAS

o nome de Mefistófeles. É um corruptela de *me to phos philes* que, em grego, "a luz não é minha amiga"[14].

Segundo Watt, o *Faustbuch* tem um Fausto bufão, com façanhas que devem ter sido tiradas do folclore tradicional, terminando com a moral luterana de pecado e arrependimento, sustentando que os homens não devem se aproximar do Diabo. É um moralismo vulgar, que fez eco ao aspecto demoníaco de uma Alemanha luterana. Fausto tem uma morte horrível, picado por serpentes e esquartejado pelo Diabo. Fazer a morte ocorrer diretamente pelas mãos do Diabo estava no coração da ideologia da punição. Porém, os ganhos não eram apenas em fortalecer os laços de fé do rebanho; Watt observa que os executores de feiticeiras e pactuantes com o demônio se enriqueciam no processo.

Assim, conclui o historiador, o *Faustbuch* reflete sobre "a maldição que a reforma impôs à magia, aos prazeres mundanos, à experiência estética e ao conhecimento laico: dito com uma palavra, a muitas das aspirações mais otimistas do renascimento"[15]. Mas poderíamos fazer o raciocínio inverso: que o Renascimento fez o movimento contrário se fortalecer, como a Contrarreforma, depois da Reforma, por exemplo; ou como o Iluminismo acarretou o reforço da magia e do ocultismo[16].

---

[14] WATT, Ian. *Mitos del individualismo moderno*. Trad. Miguel Martínez-Lage. Madrid: Cambrigde University Press, 1999, p. 33.

[15] *Idem*, p. 52.

[16] "— Que época estranha! — prosseguiu Durtal, acompanhando-o — Justamente no momento em que o positivismo atinge seu auge, o misticismo desperta e têm início as loucuras do oculto.

— Mas sempre foi assim; os fins de século se assemelham. Todos hesitam e estão perturbados. Quando o materialismo grassa, a magia se ergue. Esse fenômeno reaparece a cada cem anos. Para não ir mais longe, basta ver o declínio do século passado. Ao lado dos racionalistas e dos ateus, você encontra

O DIABO, ESSE INFELIZ E INSATISFEITO PRISIONEIRO DO INFERNO

O *Fausto* do escritor inglês Christoph Marlowe foi escrito entre 1588 e 1589, e encenado em 1592, um ano antes do assassinado de seu autor. Marlowe elevou o personagem à dignidade trágica, omitiu traços e histórias degradantes do folclore tradicional alemão da época e construiu uma peça de teatro com valor literário. Deu ao mito de Fausto a excitação do conhecimento, o valor estético e a condenação espiritual. Segundo Watt, Marlowe foi feliz em sua escrita: "o principal aporte de Marlowe ao mito de Fausto possivelmente [pode] resumir sob três epígrafes: a eleição vocacional individual, a alienação ao meio acadêmico e a condenação eterna"[17].

O Mefistófeles de Marlowe é um dos demônios menores. Fausto entendeu que ele, Mefistófeles, seria, por vinte anos, seu servo, e o demônio responde que só serve a Lúcifer[18], o arquirregente do inferno e chefe de todos os espíritos, um anjo expulso dos céus. É esse o diabo-mor: um expulso do

---

Saint-Germain, Cagliostro, Saint-Martin, Gabalis, Cazotte, as Sociedades Rosa--Cruzes, os círculos infernais, como agora!" In: HUYSMANS, Joris-Karl. *Nas profundezas*. Tradução Mauro Pinheiro. São Paulo: Editora Carambaia, 2018, p. 314-15.

[17] WATT, Ian. *Mitos del individualismo moderno*. Trad. Miguel Martínez-Lage. Madrid: Cambrigde University Press, 1999, p. 43.

[18] Até o século XII, Lúcifer ocupara todo o lugar do medo, do terror e da angústia, segundo Muchembled — sem competidores. Mas a ofensiva cristã, a partir do século XV, com um "poderoso impulso escolástico produtor de uma demonologia mais rigorosa produziu a representação imaginária, na sociedade, da figura do Mal". E o autor continua: "A reafirmação de Lúcifer não é, pois, uma consequência única das mutações religiosas. Ela traduz um movimento de conjunto da civilização ocidental, uma germinação de símbolos poderosos constituintes de uma identidade coletiva nova, que, ao mesmo tempo acarreta contradições importantes". MUCHEMBLED. Robert. *História del diablo*. Trad. Federico Villegas. México: Fondo de Cultura Econômica, 2002, p. 33.

72 ◆ O DIABO E SUAS MÁSCARAS

Paraíso por sua insolência[19]. Um exilado. Fausto não aceita muito que Mefistófeles seja só um intermediário que vai firmar o contrato de sangue. Por isso, fala dos deuses do Aqueronte, no plural. Fausto pergunta a Mefistófeles como está vivendo fora do inferno, ao que ele responde: "Isto é o inferno e fora dele não estou"[20]. O inferno é estar privado do perene bem, continua Mefistófeles, privado dos prazeres do céu. O homem é esse anjo decaído, expulso do Paraíso, exilado, com uma vida à imagem e semelhança do Diabo. Mais adiante, Fausto perguntará a Mefistófeles onde fica o inferno. O inferno é sempre aí, onde estamos — inferno é, começa ele a responder,

> O inferno é sem limites. Circunscrito.
> Não está a um lugar, pois onde estamos
> Inferno é, e sempre aí estaremos:
> Para concluir, ao dissolver-se o mundo,
> Purificada toda criação,
> Lugares, que o céu não sejam, são inferno.[21]

Fausto, ainda assim, diz a Mefistófeles: "Julga-me tolo em acreditar que passada essa vida, ainda haja dor". Ao que ele responde: "eu sou a prova do contrário". É difícil ao Fausto aceitar que a vida seja um inferno. Prometeu sua alma em troca do saber, é sua ambição. Quer saber tudo sobre os céus, tem a ousadia de querer saber tudo sobre astronomia e

---

[19] MARLOWE, Christopher. *A história trágica do Doutor Fausto*. Trad. A. de Oliveira Cabral. São Paulo: Hedra, 2011, p. 47.

[20] *Idem*, p. 62.

[21] *Idem, ibidem*.

"QUE ME SEJAM PROPÍCIOS OS DEUSES DO AQUERONTE" ◆ 73

astrologia, tem a ousadia — a mesma de Lúcifer? — de "aprestar-se a escalar o Monte Olimpo". Quanto ao *Fausto* de Goethe, foi escrito em 1831. São mais de duzentos anos depois, novos tempos, novos ideais, novos discursos[22]. Mefistófeles usa roupas de fios de ouro, o amor é um discurso inserido nos ideais da Europa da época, a ciência que estuda os céus não é mais considerada magia negra e passou o tempo mais duro da Contrarreforma, das fogueiras e dos pactos com o Diabo. É exatamente por isso que seus personagens podem ter certo viés cômico, debochado. No prólogo da peça, os anjos Rafael, Gabriel e Miguel começam apresentando a terra como enfeitiçada, alternando entre a luz do Éden e as trevas assustadoras da noite, com tempestades e mares, num circuito permanente do mundo. Tudo em movimento. É uma beleza de escrita, uma peça de dramaturgia que, antes de tudo, é um poema. Seguido dos anjos, Mefistófeles apresenta sua teoria de quem é o homem: não quer saber de céu e esferas, só o que ele percebe é como os homens são uns atormentados, como tudo está perfeitamente mal desde sempre. Nada aplaca no homem sua "tempestade de desejos". Os anjos falaram de tempestades do ponto de vista da natureza e Mefistófeles, em seguida, vai mostrar qual é a natureza humana, qual é sua tempestade: e eles, tal como as cigarras, que se governam irracionalmente, perdidos em suas tempestades, vão dar com os narizes no

---

[22] Goethe escreveu um fragmento de seu Fausto em 1790. Em 1808, publicou "Fausto: uma tragédia", só com a primeira parte da obra. Entre 1825 e 1831, escreveu a segunda parte e em 1831 ele foi publicado. In: WATT, Ian. *Mitos del individualismo moderno*. Trad. Miguel Martínez-Lage. Madrid: Cambrigde University Press, 1999, p. 208.

74 ◆ O DIABO E SUAS MÁSCARAS

estrume[23]. Nesse aspecto, o Diabo é luterano: *sicut palea,* dejeto, estrume. E, no entanto, sonha com a felicidade! O Mefistófeles de Goethe é um espírito que tudo nega: tudo que existe é digno de ser destruído. Mas tem uma coisa que ele não nega: sua insatisfação. Nesse aspecto, ele é feito à imagem e semelhança dos humanos. A falta de alegria nos homens está desde a abertura da peça e até o final. O único alegre e satisfeito é Deus, chamado de O Senhor. O ser humano não se assemelha a Deus, o UM, o Outro absoluto, sem falta, sem tempestade de desejos — o humano se assemelha mais a um verme, atormentando-se por tudo. Ainda que lesse cem tábuas de escritos — ou seja, muitos livros — a falta continuaria. E não se encontra um homem feliz sobre a terra. Mas eles sofrem com a felicidade de Deus, esse sim, completamente feliz. Está muito evidente, na peça toda, a falta de alegrias de Fausto. "Eu consagro-me ao tumulto, dos prazeres mais dolorosos, ao amor que sabe a ódio, à paz que sabe a desespero"[24].

I AM VERY HAPPY

A relação que Fausto e Mefistófeles fazem entre a felicidade e o princípio do prazer é antiga, remonta aos filósofos gregos, porém Freud a entendeu com uma ética diferente. Freud não duvida, assim como também Aristóteles não duvidou, de que o homem busca como fim último a felicidade. "Não escapa a Freud que a felicidade é, para nós, o que deve ser proposto como termo a toda busca, por mais

---

[23] GOETHE, Wolfgang. *Fausto.* Rio de Janeiro: Otto Pierre Editores, 1980, p. 19.
[24] *Idem,* p. 72.

"QUE ME SEJAM PROPÍCIOS OS DEUSES DO AQUERONTE" ◆ 75

ética que seja"[25]. Lacan lembra que o inconsciente, estruturado em função do simbólico e do princípio do prazer, faz o homem buscar o retorno de um signo, uma eufonia: "o que o homem busca é reencontrar o seu rastro em detrimento da pista"[26]. E Lacan conta um exemplo de um rastro, uma eufonia: a anedota de um alemão imigrado à América, a quem perguntam: "*Are you happy?*", ao que ele responde "*Oh yes, I am very happy. I am really very, very happy, aber nich glücklich*"[27]. Até para se dizer feliz ou infeliz é preciso ser no próprio idioma, usando uma qualidade acústica favorável. Se eu definir aqui o que é uma eufonia, estrago a anedota.

Em "O mal-estar na civilização", Freud afirma que nada é propenso a essa felicidade nem no microcosmo e nem no macrocosmo. "O programa de tornar-se feliz, que o princípio de prazer impõe, não pode ser realizado"[28]. Nenhum caminho nos leva a tudo o que desejamos, escreve Freud. A felicidade, como a reconhecemos, constitui um problema da economia da libido. Ademais, Freud sustenta que não existe uma regra de ouro que se aplique a todos. "Todo homem tem de descobrir por si mesmo de que modo específico ele pode ser salvo"[29]. É uma alusão a uma frase atribuída a Frederico, o Grande, imperador da Prússia. Ele dizia: "em meu Estado, cada homem pode salvar-se à sua própria maneira"[30].

---

[25] LACAN, Jacques. (1959-1960) *O Seminário, livro 7: A ética da psicanálise*. Rio de Janeiro: Jorge Zahar Editor, 1991, p. 23.

[26] *Idem*, p. 23.

[27] *Idem, ibidem*.

[28] FREUD, Sigmund. (1930[1929]) "O mal-estar na civilização". In: FREUD, Sigmund. *Edição Standard Brasileira*, Vol. XXI. Rio de Janeiro: Imago, 1976, p. 102.

[29] *Idem*, p.103.

[30] O historiador Norbert Elias relata que Frederico II, conhecido como Frederico, o Grande, era conhecido pela posição desdenhosa em relação aos artistas,

76 ◆ O DIABO E SUAS MÁSCARAS

A magia sempre foi uma promessa de levar os homens além dos limites atuais do conhecimento e da busca da felicidade. Como a alquimia, que transformaria metais em ouro, a magia poderia realizar desejos e tornar os homens mais felizes[31].

Voltando aos Faustos, no *Faustbuch* era salientado que Fausto não tinha casa em lugar nenhum, era um nômade — embora eles não usassem essa palavra, eu estou usando—como

---

sobretudo Goethe, a quem detestava. Estendeu as fronteiras da Prússia e também seu poderio militar. Absorveu territórios inteiros pela conquista, "sem sentir qualquer necessidade de considerar os desejos das populações envolvidas, ainda que suas línguas e tradições fossem muito diferentes." ELIAS, Norberto. *Os alemães*. Rio de Janeiro: Jorge Zahar Editor, 1997, p. 324. Ou seja, um tirano a quem não importava o desejo das pessoas, que fortaleceu o militarismo e detestava os artistas. Um tirano bem típico, aliás, e dele não é tão fácil salvar-se. Creio que nesse sentido coincide a sobrevivência a um tirano e a busca da felicidade: não há todos que se salvam e não há tudo que se realiza, como afirmou Freud.

[31] O romance de Joris-Karl Huysmans, *Nas profundezas*, foi escrito em 1884 e nele são contadas as histórias dos rituais satânicos, pactos com o Diabo, rituais cabalísticos e alquímicos durante os últimos séculos. Fala-se de demonologia, ocultismo, missa negra, propostos por muitos clérigos e no seio da Igreja. Seus personagens são reais, como Nicolas Flamel, escrivão e vendedor de livros, que se tornou famoso como alquimista, no século XVII. Mas o personagem principal do livro é Gilles de Rais, um cavaleiro da Bretanha, membro do Exército francês que lutou ao lado de Joana D'Arc contra os ingleses e que, posteriormente, envolveu-se com rituais de magia negra, várias tentativas de fazer pacto com o Diabo — na primeira, o Diabo não quis o pacto — e que, a partir de 1440, matou, estripou, fatiou e comeu (e serviu a seus convivas) quarenta crianças dos povoados nos arredores de seu castelo. Tudo isso com a ajuda de sua cozinheira e um padre. Ele escreveu que, com a morte de Joana D'Arc morreu seu lado melhor e aflorou um lado negro. Talvez seja um dos primeiros *serial killers* registrados na história. Além de colocar a culpa de seu canibalismo no pacto com o Diabo, também o atribuiu à morte da Donzela de Orleans. Nesse romance, Huysmans detalha que os alquimistas descobriram que os metais eram corpos compostos e apostavam em algum elemento que estabeleceria uma proporção diferente entre os elementos, fazendo com que eles se metamorfoseassem. A esse agente, que permitiria transformar cobre em ouro, por exemplo, chamavam "A pedra filosofal". In: HUYSMANS, Joris-Karl. *Nas profundezas*. Tradução Mauro Pinheiro. São Paulo: Editora Carambaia, 2018, p. 101.

"QUE ME SEJAM PROPÍCIOS OS DEUSES DO AQUERONTE" ◆ 77

um cigano, um sem lugar, sendo estrangeiro em todos os lugares em que chegava. Sua condição de exílio diante de todos os bens, como sustenta Lacan, está evidente. Esses tempos, eu assitia um seriado policial polonês atual — mas que é ambientado nos anos 80, a primeira temporada, antes da queda do muro de Berlim e a segunda, depois — e, na cidadezinha em que se investiga a morte de um jovem — se foi assassinado ou não —, chega uma policial de fora. É uma polonesa, branca, mas de cabelos bem pretos; percebe-se que não é eslava. O nome dessa cidade, em cujos arredores houve extermínio de poloneses durante a Segunda Guerra — ainda há corpos dos fuzilados durante a guerra perdidos nos pântanos — não é dito, mas podemos pensar que seus bosques são *Katyn*. Mas o que eu queria marcar é o seguinte: quando um policial que resolve os crimes do jeito mais rápido e mais adequado do que se espera, sem investigar, é confrontado pela nova investigadora, ele a xinga com ódio: cigana, lésbica. Cigana em primeiro lugar[32]. Ser cigano persiste, até os dias de hoje, associado aos mesmos adjetivos que eram dados a Fausto séculos atrás. Os ciganos são esses mágicos com um saber que não se inscreve nos discursos instituídos e de poder nas sociedades, os que leem os caminhos dos destinos nas cartas e nos riscos das mãos; são errantes, sem lugar, estrangeiros em toda parte, exilados dos bens.

No primeiro capítulo desse livro, trabalhei o infernal com "A interpretação dos sonhos", com o inconsciente como um novo saber fundado por Freud, como um novo discurso criado. Antes dele, Tartini havia sonhado com sua sonata,

---

[32] O nome do seriado é *Rojst*, dirigido por Holoubek.

78 ◆ O DIABO E SUAS MÁSCARAS

acordara e a redigira, mas não a atribuíra a um lugar outro em si mesmo, a um saber sem sujeito, como afirma Lacan — ele a atribuiu ao Diabo. Poderíamos concluir com o primeiro capítulo que o Diabo é o inconsciente; com o segundo, que o Diabo é o pai; e, agora, com esse debate sobre Fausto, podemos concluir que o Diabo é o estrangeiro, o mágico, o ocultista, o errante, o que não se encaixa nos ideais da cultura e que, por isso, transmite uma face horrenda. Mesmo para aqueles que já o interpelaram e o esperam, quando o veem, pedem uma face menos horrenda: volte com a face de um franciscano, volte sem ser esse horror da cabeça de um camelo. Adeque-se! Embeleze-se! Domesticar até mesmo Lúcifer, o arquirregente dos infernos, é preciso.

O Diabo também pode ser um dos nomes da castração. Em "Do *Trieb* de Freud", Lacan coloca a castração como a mola absolutamente nova que Freud introduz no desejo. "Passam por aí as desventuras do desejo e das sebes do gozo, espreitadas por um Deus Maligno"[33]. E segue afirmando que isso se dá porque o desejo vem do Outro e o gozo está do lado da Coisa.

Esse Deus Maligno que Lacan escreve aqui, podemos chamá-lo de Diabo? Seria outro de seus nomes? Já que ele tem tantos nomes, sendo que nenhum lhe é suficiente, ele pode ser um nome do nome do nome. No comentário à peça *O despertar da primavera*, de Wedekind, Lacan diz: "como saber, segundo a fórmula de Robert Graves, se o próprio pai, o nosso pai Eterno, não é um Nome entre outros da Deusa Branca, a que, no seu dizer, se perde na noite dos tempos a

---

[33] LACAN, Jacques. (1964) "Do *Trieb* de Freud e do desejo do psicanalista". In: LACAN, Jacques. *Escritos*. Rio de Janeiro: Jorge Zahar Editor, 1998, p. 867.

"QUE ME SEJAM PROPÍCIOS OS DEUSES DO AQUERONTE" ◆ 79

ser a Diferente, a Outra, para sempre no seu gozo — como as formas do infinito das quais apenas podemos começar a enumeração sabendo que é ela que nos suspenderá"[34]. Lacan está falando do homem mascarado da peça de Wedekind, e assim sustenta que a máscara ex-sistiria no lugar vazio onde colocaria A Mulher[35], nesse caso como uma versão do Pai, desse pai que tem tantos nomes para sustentar sua ex-sistência, sendo que o Diabo pode ser um deles. "Mas se o Pai tem tantos e tantos nomes que não há Um que lhe convenha, senão o Nome do Nome do Nome. Não há Nome que seja o seu Nome Próprio, senão o Nome como ex-sistência"[36].

---

[34] LACAN, Jacques. *Shakespeare, Duras, Wedekind, Joyce*. Lisboa: Assirio & Alvim, 1989, p. 133.

[35] É exatamente essa a versão do historiador Luther Link, quando intitula seu livro de *O Diabo, a máscara sem rosto*. É uma máscara que esconde o vazio que há atrás.

[36] *Idem*, p. 133.

CHE VUOI? O DIABO AMOROSO E O DESEJO DO OUTRO

Felizes aqueles que esperam ainda sobrenadar nesse oceano de enganos.

Fausto, GOETHE

Em 1960, em um Colóquio de filosofia, Lacan leu seu texto "Subversão do sujeito e dialética do desejo" — publicado posteriormente em seus *Escritos* — e nele apresentou seu grafo do desejo, que começou a elaborar no seminário sobre *As formações do inconsciente*, tecendo seu pressuposto de que o desejo do homem é o desejo do Outro. A premissa freudiana de que o inconsciente é o lugar de um desejo indestrutível e atemporal, foi atualizada por Lacan na formulação "O desejo do sujeito é o desejo do Outro". O passo a mais dado por Lacan foi inserir uma relação alienada ao outro nessa dialética desejante. Ele ainda foi buscar na fenomenologia de Hegel um revisionismo permanente "no qual a verdade está em constante reabsorção naquilo que tem de

82 ◆ O DIABO E SUAS MÁSCARAS

perturbador, não sendo em si mesma senão o que falta na realização do saber"[1].

O DESEJO EM HEGEL E LACAN

A psicologia tem como critério a unidade do sujeito e a psicanálise, tal como sustenta a experiência freudiana, desqualifica essa unidade. A teoria hegeliana serve a Lacan no propósito de desfazer a unidade psicologicista e afirmar a dialética do desejo. Assistindo às aulas de Kojève sobre Hegel, na Sorbonne, Lacan sustentou, com a teoria hegeliana, a subversão que precisava fazer para retomar a doxa freudiana. Nesse momento, no colóquio, diante de seu público de filósofos, ele argumentou contra a unicidade da consciência, além de que, aliás, haveria uma distância entre a desgraça que é a consciência e o mal-estar na civilização[2].

Em Hegel, a ligação do sujeito com o conhecimento se faz pelo desejo. E com a psicanálise, Lacan vai mostrar que o desejo é tecido de significantes, com rastros e pistas em que o Eu é metonímia de sua significação. Com isso, Lacan marcou bem a diferença do *cogito* cartesiano, da fenomenologia do espírito e da psicanálise.

E continua dialogando com a obra de Hegel: "A verdade não é outra coisa senão o que o saber só pode aprender que sabe ao pôr em ação sua ignorância"[3]. Ao que Lacan pergunta: "o que é isso senão um sujeito estar consumado em sua identidade consigo mesmo?"[4].

---

[1] LACAN, Jacques. (1960) "A subversão do sujeito e a dialética do desejo". In: LACAN, Jacques. *Escritos*. Rio de Janeiro: Jorge Zahar Editor, 1998, p. 812.
[2] *Idem*, p. 813.
[3] *Idem*, p. 812.
[4] *Idem, ibidem*.

CHE VUOI? O DIABO AMOROSO E O DESEJO DO OUTRO ◆ 83

Hegel sustentava que o sujeito se humanizava na relação com o outro porque essa relação era permeada por uma dialética entre desejos. Para ele, o homem absorvido pelo objeto que contempla só pode retornar a ele mesmo por um desejo. O homem se revela pelo seu desejo. É pelo desejo que o homem se constitui e se revela a si mesmo e aos outros. Kojève marca bem que, na teoria hegeliana, "o ser mesmo do homem, o ser consciente de si, implica e pressupõe o desejo"[5]. Decorrente disto, a realidade humana não pode se constituir apenas numa realidade biológica.

O desejo humano carrega em si outro desejo. Hegel afirma que "a consciência-de-si não pode suprassumir o objeto através de sua relação negativa com ele; pois essa relação antes reproduz o objeto, assim como o desejo. De fato, a essência do desejo é um Outro que a consciência-de-si"[6]. Compreender a origem do homem, segundo a leitura de Kojève, é compreender a origem do Eu revelado pela palavra. Se o desejo humano se constitui — tanto para si como para os outros — como um Eu, o oposto ao não-eu, então, o Eu é um Eu do desejo.

A realidade humana pressupõe uma criação, uma "humanização do mundo", uma transformação do mundo hostil num projeto humano. Ou em outros termos: o reconhecimento de uma realidade objetiva, universalmente válida e reconhecida, numa realidade transformada. A revelação desta realidade só se fará numa luta mortal. E assim se entra na dialética do senhor e do escravo. Este projeto humano só

---

[5] KOJÈVE, Alexandre. *Introduction à la lecture de Hegel*. Paris: Éditions Gallimard, 1947, p.11.
[6] *Idem*, p. 146.

84 ◆ O DIABO E SUAS MÁSCARAS

é possível através de uma ação. Esta ação começa pelo ato de reconhecer o outro.

Todo desejo carrega em si outro desejo. Assim, no final, todo desejo humano é desejo de reconhecimento. Falar da origem da consciência-de-si é falar de uma luta mortal em busca do reconhecimento. Para Hegel, o desejo é uma inquietude no homem, é uma ação que tende à satisfação, mas que não pode se fazer a não ser pela negação, pela transformação do objeto desejado. Ele é a marca metonímica do ser. Metonímica, porque o objeto desejado é sempre outra coisa do que o demandado; o desejo é sempre desejo de outra coisa. Desejo de desejar. Em Hegel, a apreensão do desejo se dá pelas relações de consciência-de-si com a consciência-de-si no outro. Já Lacan marca que o desejo vem do Outro, não de uma consciência, mas do inconsciente, não deixando de ser consoante com Hegel em sublinhar que o desejo é desejo de desejo[7]. Essa leitura hegeliana sobre o desejo é um olhar kojèviano sobre a obra do filósofo. Trata-se da influência das aulas de Kojève que Lacan assistiu na Sorbonne[8].

Em Hegel a busca de reconhecimento é do desejo do outro, o semelhante; em Lacan, entra a dimensão do Outro, do desejo e sua relação com a demanda. O que menos conta é o organismo, mas sim o fato de as necessidades passarem pela linguagem. "É nos avatares da demanda, e no que se tornam esses avatares, e por outra parte, essa exigência de reconhecimento do Outro, que podemos chamar de exigência

---

[7] LACAN, Jacques. (1964) "Do *Trieb* de Freud e do desejo do psicanalista". In: LACAN, Jacques. *Escritos*. Rio de Janeiro: Jorge Zahar Editor, 1998, p. 866.

[8] ROUDINESCO, Elizabeth. *História da Psicanálise na França. Vol I: A batalha dos cem anos*. Rio de Janeiro: Jorge Zahar Editor, 1989, p. 391.

CHE VUOI? O DIABO AMOROSO E O DESEJO DO OUTRO ◆ 85

de amor, onde se situa um horizonte de ser para o sujeito"[9]. A demanda é um apelo ao Outro, pois o sujeito só pode existir pressupondo a existência do Outro; melhor ainda, demandando amor desse Outro. Assim, Lacan vai identificar a demanda com a cadeia significante.

E o desejo se esboça na margem em que a demanda se rasga da necessidade. Essa demanda ao Outro, que pode ser incondicional, esbarra na satisfação, que não é universal. Nessa margem, alega Lacan, pode estar o capricho do Outro. É daí que surge a angústia. Em "A direção do tratamento", Lacan vai explicar que a demanda evoca a falta-a-ser sob a forma de três figuras do nada: o amor, o ódio que nega o ser do outro e o indizível daquilo que é ignorado.

Em "Subversão do sujeito", Lacan afirma que um psicanalista vislumbrou em sua prática com crianças, o objeto transicional, que surge precisamente quando aparece a angústia. Ele não diz o nome de Winnicott, mas é dele que está falando: "em outras palavras, o pedaço de pano e o caco querido que não abandonam mais o lábio e a mão"[10]. Emblemas, representante da representação, assim escreve Lacan, freudianamente, para dizer que são eles os rastros que causam o desejo.

A ignorância que o homem tem de seu desejo, sustenta Lacan, é menos ignorância daquilo que ele demanda do que ignorância a partir do que ele deseja. O que Lacan explicita é de que lugar o sujeito deseja, quem deseja no sujeito. Ou seja, é como Outro que ele deseja.

---

[9] LACAN, Jacques. (1958-1959) *O Seminário, livro 6: o desejo e sua interpretação*. Rio de Janeiro: Jorge Zahar Editor, 2016, p. 16.
[10] LACAN, Jacques. (1960) "A subversão do sujeito e a dialética do desejo". In: LACAN, Jacques. *Escritos*. Rio de Janeiro: Jorge Zahar Editor, 1998, p. 829.

O DESEJO DO OUTRO

O desejo do homem é desejo do Outro, conclui Lacan. "Eis porque a pergunta do Outro, que retorna para o sujeito do lugar de onde ele espera um oráculo, formulado como um 'Che vuoi?' — que quer você? — é a que melhor conduz ao caminho de seu próprio desejo"[11]. É assim que Lacan faz referência à novela O diabo enamorado, de Jacques Cazotte, em "Subversão do sujeito e dialética do desejo".

O Outro em questão é aquele que pode dar uma resposta ao apelo do sujeito. No seminário 6, O desejo e sua interpretação, quando vai explicar isso, também retorna à novela de Cazotte: "Vemos esse Outro, a quem fundamentalmente ele dirige sua pergunta, aparece em O diabo enamorado de Cazotte como o bramido terrificante que representa o aparecimento do supereu, em resposta àquele que o evocou numa caverna napolitana: che vuoi? Que quer você? A pergunta sobre o que ele quer é feita ao Outro. É feita dali onde o sujeito tem seu primeiro encontro com o desejo, o desejo como algo que é, primeiro, o desejo do Outro"[12].

Lacan já havia afirmado em seu seminário 2, O eu na teoria de Freud e na técnica da psicanálise, que o desejo, função central de toda experiência humana, é desejo de nada que possa ser nomeável[13]. Mas ainda que o desejo seja desejo de nada, a relação com o Outro é essencial, "uma vez que o caminho do desejo passa necessariamente por ele, mas não porque o

---

[11] Idem, p. 829.
[12] LACAN, Jacques. (1958-1959) O Seminário, livro 6: O desejo e sua interpretação. Rio de Janeiro: Jorge Zahar Editor, 2016, p. 23-24.
[13] LACAN, Jacques. (1954-1955) O Seminário, livro 2: O eu na teoria de Freud e na técnica da psicanálise. Rio de Janeiro: Jorge Zahar Editor, 1992, p. 281.

CHE VUOI? O DIABO AMOROSO E O DESEJO DO OUTRO ◆ 87

Outro seja o objeto único, e sim na medida em que o Outro é fiador da linguagem e a submete a toda sua dialética"[14]. Por isso *Hamlet* é a peça que realmente situa a problemática do desejo[15]. Hamlet é o homem que vê as complexidades da vida, o que paralisa sua ação, sustenta Lacan. Se ele não pode avançar em sua vingança é porque está fixado à mãe. Lacan já tinha marcado, no ano anterior, que "o que a criança busca, como desejo de desejo, é poder satisfazer a mãe, isto é, *to be or not be* o objeto de desejo damãe"[16]. Quanto a isso, Hamlet é *to be*. E ele sabe que é o desejo do Outro o que interessa. Essa isca para pescar o desejo do Outro é o que a novela de Cazotte nos mostra.

O diabo enamorado

Passamos da tragédia à comédia. A tragédia representou, na Antiguidade Clássica, a relação do homem com a fala, sua relação com o significante, a fatalidade. A comédia é outra coisa. Não é independente da tragédia, pois completava a trilogia trágica, sustentou Lacan. A comédia apresenta-se como o momento em que o sujeito tenta assumir uma relação diferente do que há na tragédia, ela promove o aparecimento do falo. Lacan já havia nos mostrado isso com a peça *O balcão*, de Jean Genet[17]. Assim, farei uma trilogia de obras com pactos com o Diabo: dois *Faustos*, de Marlowe e Goethe,

---

[14] LACAN, Jacques. (1957-1958) *O Seminário, livro 5: As formações do inconsciente*. Rio de Janeiro: Jorge Zahar Editor, 1999, 145.

[15] LACAN, Jacques. (1958-1959) *O Seminário, livro 6: O desejo e sua interpretação*. Rio de Janeiro: Jorge Zahar Editor, 2016, p. 271.

[16] LACAN, Jacques. (1957-1958) *O Seminário, livro 5: As formações do inconsciente*. Rio de Janeiro: Jorge Zahar Editor, 1999, p. 300.

[17] *Idem*, p. 272.

88 ◆ O DIABO E SUAS MÁSCARAS

ambas tragédias e, agora, a terceira, uma novela bem-humorada, *O diabo enamorado*, de Cazotte. A novela começa com a cabala e sua teoria dos espíritos. E também com uma referência aos alquimistas: é possível uma ciência que ensine a transformar os metais e a submeter os espíritos a nossa vontade? Gérard de Nerval, famoso escritor francês, escreveu um ensaio sobre Jacques Cazotte em que nos recorda o quanto estavam em voga os místicos cabalistas no século XVIII, bem como os rosa-cruzes e suas teorias sobre os espíritos da terra, do ar, da água. Ele alega que vários livros ficaram bastante conhecidos à época em que Cazotte publicou sua novela[18]. Fábulas, novelas e fantasias sobre o Oriente fervilhavam no momento. É a época em que os abades e também os escritores cristãos como o abade de Villars, Pico della Mirandola e Marsílio Ficino propagaram seus estudos cabalísticos.

Nerval nos conta que Cazotte foi procurado por um homem de uma seita que lhe fez sinais, achou que ele fosse um iniciado e que tornara públicos alguns dos preceitos deles. Cazotte assustou-se muito, "acusado de ter revelado aos profanos os mistérios da iniciação". Teve medo de ter o mesmo destino que o abade de Villars que, em *O Conde de Gabalis*, contou toda a doutrina dos rosa-cruzes sobre o mundo dos espíritos e foi assassinado em um atentado cujo culpado nunca se descobriu[19].

---

[18] "O autor de *O espírito das leis*, escreveu também *O templo de Gnido*; o fundador da *Enciclopédia* encantava os becos com *O pássaro branco* e *As joias indiscretas*; o autor do *Dicionário filosófico* ornava *A princesa da Babilônia* e *Zadig* com as maravilhosas fantasias do Oriente." NERVAL, Gérard. "Jacques Cazotte". In: CAZOTTE, Jacques. *O diabo enamorado*. Rio de Janeiro: Editora Imago, 1992.

[19] LEITE, Marcio Peter de Souza. *O deus odioso, O diabo amoroso*. São Paulo: Editora Escuta, 1991.

CHE VUOI? O DIABO AMOROSO E O DESEJO DO OUTRO ◆ 89

Assim, podemos entender porque durante a invocação do diabo tanto nos dois *Faustos* quanto em *O diabo enamorado*, aparecem os espíritos elementares — silfos, gnomos, ondinas e salamandras. Biondetta é uma sílfide, espírito feminino do ar. O professor Dirceu Villa diz, na apresentação do livro *Fausto*, de Marlowe, que a invocação na peça de Goethe é tola e infantil, que ele fala em silfos, salamandras, ondinas e duendes. Mas, na verdade, entendi, pesquisando esses tantos autores, que era em decorrência da profusão de livros e debates sobre a cabala e seus misticismos. Goethe, Marlowe e Cazotte usaram esses espíritos elementares para a invocação do Diabo porque era o discurso de uma época, um discurso que, inclusive, foi instituído pelo cristianismo, tendo perdurado até o século XIX.

Pergunto-me, também, se não é por isso, por essas invocações diabólicas que, na aula de 21 de janeiro de 1975, em seu seminário *RSI*, Lacan afirma que o homem acredita em uma mulher, elege-a como seu sintoma e seu lugar de verdade — "Acredita-se nela, no que ela diz, é o que se chama amor" — e ele recomenda que seu auditório leia o romance *Ondine*. "Uma mulher na vida de um homem é algo em que ele crê que há uma, às vezes duas, ou três, e é mesmo aí, aliás, que é interessante, ele não consegue acreditar em uma só"[20]. Sempre me perguntei, antes de ler todos esses livros sobre os pactos, o porquê de Lacan falar em silfos e ondines, quando marcara que uma mulher para um homem é um ser em que ele acredita que pode lhe dizer alguma coisa. Depois de tantos livros sobre pactos diabólicos e rituais cabalísticos e místicos,

---

[20] LACAN, Jacques. (1974-1975) *O Seminário 22: RSI*. Inédito. Aula de 21 de janeiro de 1975.

90 ◆ O DIABO E SUAS MÁSCARAS

posso dizer que acreditar em silfos e ondines e invocá-los é uma invocação ao Diabo. Primeiro são evocados os espíritos elementares e só depois aparece o Diabo. E somente se lhe interessar o pacto com a tal alma que o chama. Na peça de Goethe, o espírito que aparece, Mefistófeles, é um erudito, um viajante. O historiador Ian Watt marca que ele se vestia com uma vestimenta comum entre os aventureiros medievais. Em outra cena, Mefistófeles já está ricamente vestido, como um burguês. Na peça de Marlowe, diante do primeiro encontro, Mefistófeles aparece em sua faceta horrenda. Fausto exige que ele suma e volte como um velho franciscano. Tanto em uma como em outra peça, a primeira cena em que o Diabo aparece é como uma figura do horror. Uma boca aberta, horrenda. Mas a pior de todas é na peça de Cazotte[21].

Em *O diabo enamorado*, o capitão da guarda do rei de Nápoles escolhe o lugar para seu pacto, entra num círculo[22], controla o pavor e recita uma fórmula curta de invocação. O autor enfatiza que tudo é feito num estilo fanfarrão, mas esteve a ponto de chamar os companheiros, pelo temor sentido. Seu amigo Soberano — será como o Senhor que aparece

---

[21] Segundo Link, diferente do Cristo crucificado, que se "tornou um símbolo artístico e emocional que sentimos diretamente, o Diabo, porém nunca se tornou um símbolo como esse" (p. 51). Na hora de pintar o Diabo, os artistas não sabiam o que fazer. "Essa inexistência de tradição pictórica, combinada a fontes literárias que confundiam o Diabo, Satã, Lúcifer e demônios, são razões importantes para a ausência de uma imagem unificada do Diabo e da iconografia regular" (p. 53). E o autor prossegue relatando que alguma coisa é melhor que nada, então ele ganhou patas como Pã, o sátiro, metade homem e metade bode. Foi retratado sempre com olhos, orelhas e boca bem grandes, sempre lascivo e sexual. In: LINK, Luther. *O Diabo. A máscara sem rosto.* São Paulo: Cia. das Letras, 1998.
[22] Que seja um círculo, essa circunferência fechada, não é por acaso. Reportem-se ao Círculo de Pompílio, no Capítulo 12.

CHE VUOI? O DIABO AMOROSO E O DESEJO DO OUTRO ◆ 91

no início da peça de Goethe? Será para não dizer diretamente "Deus"? — diz-lhe que vai pagar um preço muito alto por aquilo. Havia sido Soberano quem, no início, lhe fizera a sugestão da invocação ao Diabo, quando ele, Álvaro confessou que a curiosidade era a mais forte de suas paixões. Álvaro responde audaciosamente ao Soberano que mesmo ao Diabo mais importante do inferno, ele puxaria as orelhas. O saber de Álvaro em relação ao que ele está fazendo é evidente, pois diz que esteve a ponto de chamar todos seus companheiros — ou seja, renunciar à invocação — o que seria "renunciar a todas as minhas esperanças"[23]. A frase surge aqui como uma referência àquela colocada por Dante no portal do inferno: "Deixai, ó vós que entrais, toda a esperança"[24].

O diabo então lhe aparece com uma cabeça de camelo horrível, pelo tamanho e pela forma, por suas orelhas desmedidas, e que, quando abre a goela, sai dela uma voz em harmonia com a imagem, que lhe pergunta *Che vuoi?* Álvaro, o capitão, pergunta: "o que estás querendo, audacioso, surgindo sob esta forma horrenda?"[25]. Ao que o fantasma responde: "Tu me chamaste". Ao que Álvaro replica, audaciosamente, fazendo-se de dono, sem reconhecer que é ele quem fez a demanda: "Por acaso o escravo tenta apavorar o seu dono?"[26]. E ordena que ele venha como um cão *cocker spaniel*[27]. "Mal eu

---

[23] CAZOTTE, Jacques. *O diabo enamorado*. Rio de Janeiro: Imago Editora, 1992, p. 25.
[24] ALIGHIERI, Dante. *A divina comédia*. Tradução Ítalo Eugenio Mauro. São Paulo: Editora 34, 5ª edição, 2019, 23.
[25] CAZOTTE, Jacques. *O diabo enamorado*. Rio de Janeiro: Imago Editora, 1992, p. 26.
[26] *Idem*, p. 26.
[27] Álvaro, o fidalgo espanhol, pede que o Diabo tome a forma de um cão espanhol.

92 ◆ O DIABO E SUAS MÁSCARAS

acabara de dar a ordem, o pavoroso camelo aumenta dezesseis palmos no pescoço, baixa a cabeça até o meio do salão, e vomita um cão branco de pelo sedoso e brilhante, com as orelhas caindo até o chão"[28]. É só depois que o cão espanhol se transformará no pajem Biondetto. "Olho-o de esguelha: imaginem o Amor vestido de pajem"[29]. A referência é direta: o pajem é Eros, que não pode ser olhado de frente, clara referência a Eros e Psiquê. Posteriormente, o pajem se transforma na bela mulher Biondetta, que não quer prendê-lo em um pacto a não ser pelo amor. Há uma outra cena em que Álvaro observa Biondetta pelo buraco da fechadura. Ele olha, ela é olhada. Também no *Fausto*, de Goethe, Fausto observa Margarida pelo buraco da fechadura. Um olhar através do buraco da fechadura é um olhar mascarado, o outro não sabe que está sendo olhado. Nessas cenas, é o masculino o que olha e o feminino o olhável. "O corpo da mulher como objeto *a* a ser olhado, fálico, de esguelha, com pudor, a ser olhado pelo buraco da fechadura, escondido.

Através do estudo sobre o pudor, pude verificar que o olhar como objeto do desejo "que enrubesce" revela a posição feminina como sendo a daquele que é olhado e a posição masculina, como a de quem olha. Falo e olhar se conjugam, assim, sobre o corpo da mulher. O olhar como objeto *a* (no lugar do -φ da castração) vem substituir A Mulher que não existe.[30]

---

[28] CAZOTTE, Jacques. *O diabo enamorado*. Rio de Janeiro: Imago Editora, 1992, p. 27.
[29] *Idem*, p. 30.
[30] QUINET, Antonio. *Um olhar a mais. Ver e ser visto em psicanálise*. Rio de Janeiro: Jorge Zahar Editor, 2002, p. 63.

CHE VUOI? O DIABO AMOROSO E O DESEJO DO OUTRO ◆ 93

É o gozo do olhar. É um olhar escondido do Outro; é tentar apreender o objeto do desejo, uma armadilha para o olhar. O olhar é enganador, "de todos os objetos nos quais o sujeito pode reconhecer a dependência em que se encontra no registro do desejo, o olhar se especifica como inapreensível. É por isso que ele é, mais do que qualquer objeto, desconhecido"[31]. É a pulsão escópica que coloca a beleza no objeto desejado. E, depois, ao ser desvelado o objeto, aparece o horror. É por isso, por enxergar a crueza do objeto, desmascarado da pulsão, que Mefistófeles pode dizer: não vejo nada de beleza nessa Helena que é tão venerada. Desmascarada, desvestida do desejo e do amor, não sobra muita coisa. Também é por isso que Sócrates é aquele que não ama[32].

Álvaro quer a garantia de que pode se separar de Biondetta quando quiser. Ela confirma que sim, basta um ato de sua vontade. A jovem de cabelos compridísssimos e brilhantes demanda amor ao jovem capitão e é uma apaixonada. Ele foge dela, quer garantir sua liberdade, mas, quando ela quase morre, marcada pelo signo da perda, $-\varphi$, descobre que não pode perdê-la e cede sua liberdade em troca de amor. Ele diz: "era eu mesmo o criador do encontro que me arrebatava"[33].

Biondetta não desgruda dele. Ele quer ir sozinho até sua mãe, pedir autorização para o casamento, mas não consegue. Sua mãe é a mulher "mais religiosa e mais respeitável de

---

[31] LACAN, Jacques. (1964) *O seminário, livro 11: Os conceitos fundamentais da psicanálise.* Rio de Janeiro: Jorge Zahar Editor, 1998, p. 83.
[32] Sócrates sabe o que é o amor e recusa-se a responder daí. LACAN, Jacques. (1960-1961) *O Seminário, livro 8: A transferência.* Rio de Janeiro: Jorge Zahar Editor, 1992, p. 160.
[33] CAZOTTE, Jacques. *O diabo enamorado.* Rio de Janeiro: Imago Editora, 1992, p. 32.

94 ◆ O DIABO E SUAS MÁSCARAS

Estremadura"[34], que se preocupa com o filho, inclusive mandando dinheiro para ele, que tem gosto pelo jogo e pelo poder.

AS ESCOLHAS AMOROSAS DE UM HOMEM

Há, na novela de Cazotte, as duas escolhas amorosas de um homem. De um lado, a mulher mais respeitável; de outro, a Diaba. Não é a versão da santa e da puta, pois ele não quer o intercurso sexual antes do casamento. Ele quer se casar — ela é que quer o sexo. É mais um par de oposição entre o bem e o mal, a religiosa e a mística. Entre o conservadorismo e o misticismo cabalístico. Como escreve Freud, divisão entre o sagrado e o profano. A cabala é profana, o sexo também. O casamento não, é sagrado. Sagrado, mas não feliz. Freud escreveu que o casamento feliz é o do beberrão com a garrafa[35]. E pergunta: por que será tão diferente a relação do amante com seu objeto sexual? Ao que responde: na pulsão sexual, não há realização da satisfação completa. Se em "A interpretação dos sonhos" ele havia dito que as histéricas se faziam um desejo insatisfeito, com essa afirmação de 1912 pode-se dizer que o desejo é insatisfeito por estrutura. O que Lacan afirma da seguinte forma: o desejo é excêntrico a qualquer satisfação. "Em última instância, aquilo com que o desejo confina, não mais em suas formas desenvolvidas, mascaradas, porém em sua forma pura e simples, é a dor de existir"[36].

---

[34] *Idem*, p. 34.

[35] FREUD, Sigmund. (1912) "Sobre a tendência universal à depreciação na esfera do amor". In: FREUD, Sigmund. *Edição Standard Brasileira*, Vol. XI. Rio de Janeiro: Imago, 1976, p. 171.

[36] LACAN, Jacques. (1957-1958) *O Seminário, livro 5: As formações do inconsciente*. Rio de Janeiro: Jorge Zahar Editor, 1999, p. 350-51.

CHE VUOI? O DIABO AMOROSO E O DESEJO DO OUTRO ◆ 95

Voltando ao texto de Freud sobre a depreciação na esfera amorosa, ele o conclui escrevendo que, já que o sexual não produz satisfação completa, ele se submete às exigências da civilização e torna-se fonte de nobres realizações culturais, determinadas pela sublimação[37]. Seria possível alcançar satisfação completa colocando as forças pulsionais em outros serviços? Não. Há algo do sexual que não se sublima. E não se esquece do lugar onde se teve prazer um dia. Mas Álvaro queria casar-se com Biondetta. Da mesma maneira como o Fausto de Marlowe também queria casar-se e é o Diabo que o desvia do intento, arranjando-lhe as mais belas cortesãs. O Fausto de Goethe ama Margarida, mas é uma devastação na vida dela. Dá-lhe joias roubadas, causa a morte de sua mãe, Mefistófeles lhe mata o irmão. E, depois, ela mata o próprio bebê recém-nascido. Uma tragédia! E ela é morta. Mas ele a ama, ainda. É nessa hora que Fausto dirá "quisera não ter nascido nunca", versão do *Me funai* de Édipo[38]. É o homem culpado: causou a morte de Margarida, matou a possibilidade de ser feliz no amor. Mas depois cai nos braços de Helena de Tróia, a mais bela das mulheres. No *Inferno* de Dante, no Canto V, Helena desce ao mundo inferior, está entre os luxuriosos. Assim a coloca Dante: "Helena vi, a causa fementida" Ela foi causa de amor que terminou na sepultura[39]. A beleza de Helena não é o esplendor da verdade, como Lacan afirmou no seminário 7,

---

[37] FREUD, Sigmund. (1912) "Sobre a tendência universal à depreciação na esfera do amor". In: FREUD, Sigmund. *Edição Standard Brasileira*, Vol. XI. Rio de Janeiro: Imago, 1976, p. 173.
[38] LACAN, Jacques. (1955-1956) *O Seminário, livro 3: As psicoses*. Rio de Janeiro: Jorge Zahar Editor, 1985, p. 294.
[39] ALIGHIERI, Dante. *A divina comédia*. São Paulo: Atena Editora, 1957, p. 35.

96 ◆ O DIABO E SUAS MÁSCARAS

pelo contrário: é último véu diante da morte. O belo vem tapar a morte, sustenta Lacan. "O desejo do belo, desejo na medida em que se apega a essa miragem, que é aprisionado por ela, é o que responde à presença oculta do desejo de morte"[40].

Que o pacto de Álvaro só tenha se efetivado após o encontro sexual mostra o caráter do desejo do sujeito como o desejo do Outro. O Diabo-sílfide é um apaixonado, quer o intercurso sexual, quer a ausência de liberdade de quem está aprisionado pelo amor, ele/ela realiza o desejo do Outro, de Álvaro. É Álvaro — o homem das posses, do jogo, do dinheiro, da arrogância e do poder — que tem uma Diaba apaixonada. No seminário 6, *O desejo e sua interpretação*, Lacan se pergunta por que Hamlet não realiza a vingança que seu pai lhe demandara? O que o faz procrastinar? Hamlet realiza o desejo do Outro, sua mãe, a lasciva mãe que, nem bem o marido esfriou no túmulo, já estava na cama de outro. Biondetta realiza o desejo de Álvaro: *Che vuoi?* É amor que queres? Querer amar é também querer ser amado, é realizar seu ser no outro. E o amor se consuma, no leito, no improvisado de um encontro, ele fugindo do amor, ela correndo atrás. Se na pulsão escópica é o masculino que olha, que persegue com o olhar, e o feminino é o olhado, no amor é o contrário: é o feminino que o persegue e o masculino o que foge. Poros e Pênia, o recurso e a pobreza. O Diabo se fez de pobreza — foi essa a sua máscara — e Álvaro caiu na armadilha de seu próprio desejo.

---

[40] LACAN, Jacques. (1960-1961) *O Seminário, livro 8: A transferência.* Rio de Janeiro: Jorge Zahar Editor, 1992, p. 131.

CHE VUOI? O DIABO AMOROSO E O DESEJO DO OUTRO ◆ 97

O desejo altera a natureza do amante[41]. No senso comum se diz "quem ama o feio, bonito lhe parece". Quem olha o objeto, olha-o pela janela de sua fantasia. E é ela que coloca a máscara. "A fantasia torna o prazer apropriado ao desejo"[42]. Mas, mesmo com as máscaras, a de Sílfide ou qualquer outra, não há um bom encontro. O desejo é excêntrico a qualquer satisfação, relembro. Em *RSI*, Lacan o disse de outra forma: o objeto *a* é sua causa infernal. Essa trindade infernal é sustentada por um furo no centro. Mefistófeles diz, no *Fausto* de Goethe: "tudo vai abismar-se no nada".

* * *

Já mostrei o Diabo como o inconsciente, com "A interpretação dos sonhos"; com o caso do pintor Christoph Haizmann, Freud o apresenta como uma figura do pai. No capítulo anterior, situei-o como uma figura de horror que se antepõe à castração, mas também o Diabo como o estrangeiro, o estranho — o que é condizente com o Diabo como *uma outra cena*, o lugar do inconsciente, o familiarmente estranho. Agora, coloco-o como uma figura da Mulher, o lugar do Outro gozo. Biondetta, a Diaba, a Diferente, como a Deusa Branca, um nome do Pai, A Mulher que não existe.

Encerro aqui, temporariamente, o tema do pacto com o Diabo. Ele formou um quadrilátero de obras que começou com o Fausto, pessoa real, curandeiro — viandante, em sua própria designação; necromante, no discurso do

---

[41] LACAN, Jacques. (1964) "Do *Trieb* de Freud e do desejo do psicanalista". In: LACAN, Jacques. *Escritos*. Rio de Janeiro: Jorge Zahar Editor, 1998, p. 867.

[42] LACAN, Jacques. (1963) "Kant com Sade". In: LACAN, Jacques. *Escritos*. Rio de Janeiro: Jorge Zahar Editor, 1998, p. 785.

98 ◆ O DIABO E SUAS MÁSCARAS

Outro — perseguido pela Contrarreforma, sobretudo por Martinho Lutero, que lhe impingiu o tema do pacto. Anos depois, Spies escreveu o *Faustbuch*. Passados mais dois anos, o Fausto muda de língua e aparece, na Inglaterra: o *Fausto* de Marlowe. E, após mais de duzentos anos, aparece o *Fausto*, de Goethe.

Em carta a Fliess, Freud escreve que estava tomado pelos contornos de Lúcifer-amor, colocando Lúcifer como o ódio, em oposição ao amor. Será sobre esse par de opostos que continuaremos no capítulo seguinte. Desceremos ao Inferno com Dante e Virgílio.

PARTE ◆ 2

O DIABO E SUAS MÁSCARAS

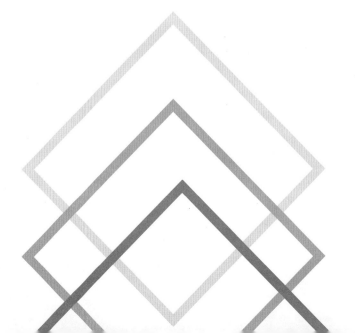

OS CONTORNOS DE LÚCIFER-AMOR

Nel mezzo del cammin di nostra vita
mi ritrovai per uma selva oscura,
ché la diritta via era smarrita.

Ahi quanto a dir qual era è cosa dura
esta selva selvaggia e aspra e forte
che nel pensier rinova la paura![1]

La divina commedia, DANTE

Nas cartas que comentaremos a seguir, Freud parece fazer uma analogia com Dante. Está no meio do caminho da vida, fala em inferno intelectual, em Lúcifer, em profundo tenebroso, numa cruz a carregar. Com a carta de Freud a Fliess em que escreve sobre Lúcifer-Eros, e com as perguntas que Dante coloca em seu primeiro canto do *Inferno*, teci este

---
[1] A meio caminhar de nossa vida/fui me encontrar em uma selva escura:/ estava a reta minha via perdida/Ah! que a tarefa de narrar é dura/essa selva selvagem, rude e forte,/que volve o medo à mente que a figura. ALIGHIERI, Dante. *A Divina Comédia*. São Paulo: Editora 34, 2019.

102 ◆ O DIABO E SUAS MÁSCARAS

capítulo. Já no início do *Inferno* aparecem as perguntas: "por que não vais ao deleitoso monte,/ que o prazer todo encerra no seu meio?/ Por que tornas da tristeza, o meio?"[2]. É o poeta Virgílio quem lhe pergunta, a ele, Dante, outro poeta. Virgílio tem essa função de fazê-lo trabalhar, produzir explicações para o insensato do mundo. Dante faz uma aposta de saber em Virgílio, esse que já desceu ao mundo subterrâneo e voltou — e que fez Enéas descer e voltar. Um dos poucos que desceu sem estar morto. E esse que tem o suposto saber sobre o Inferno é quem fará perguntas a Dante, questões que não são tão distantes destas que os psicanalistas fazem: por que o sujeito repete, reiteradamente, seu encontro faltoso com o real? Por que o princípio do prazer fracassa?

Virgílio é o *daímôn* de Dante, aquele que mantêm o saber e não "desmaia" diante de Caronte. Assim como Fliess foi o *daímôn* de Freud. Questão de transferência. O *daímôn* é um ser intermediário entre os deuses e os humanos; um espírito que permite a ligação entre os deuses e os homens. Uma espécie de mensageiro de um destino. Está ligado ao destino individual que os deuses estabeleceram. Relembro o que já havia afirmado: no *Banquete*, Diotima diz que Eros é um *daímôn*. Em seu artigo "A dinâmica da transferência", Freud começa explicando que cada indivíduo, através da interação das disposições inatas e das influências dos primeiros anos da infância, estabelece as condições para enamorar-se. São os dois fatores que fundamentam a vida erótica dos sujeitos. E, em seguida, em uma nota de rodapé, rebate "a acusação injusta feita à psicanálise de que negava a importância dos

---

[2] ALIGHIERI, Dante. *A Divina Comédia*. São Paulo: Atena Editora, 1957, p.13.

OS CONTORNOS DE LÚCIFER-AMOR ◆ 103

fatores inatos" e acentuava o infantil. A crítica de Freud é que as pessoas queriam estabelecer uma causa única, mas ele, Freud, mantêm as duas: δαίμονας και Τυχη. *Daímôn* e *Tiquê.* Eis aí, na transferência, o *daímôn*, o destino pulsional[3].

AS CARTAS DO "INFERNO INTELECTUAL"

Em carta de 1º de julho de 1900, Freud responde a seu amigo Fliess sobre o não reconhecimento de uma teoria — se entende, pelo contexto, que é a dele, Fliess, sobre a temporalidade sexual do nariz — e escreve que é desolador que as pessoas tenham aversão a qualquer coisa nova; identifica-se com Fliess no "júbilo pirracento e na sede satisfeita de vingança". Até aquele momento, Freud, ainda tinha saboreado muito pouco desse acepipe — ou seja, Freud ainda esperava sentir-se vingado, ainda que não deixe claro do que: do não reconhecimento de uma teoria? Ao que continua: "assim, alio-me a você, beliscando uma colherada de sua refeição"[4].

Na carta seguinte a essa, dez dias depois, há uma longa explanação das complicações para marcar uma data de encontro entre os dois: o cotidiano de uma casa com crianças, a viagem com a mulher, o verão e seu calor, o esgotamento

---

[3] Em um dos exemplares que tenho do texto, o da Imago, está traduzido por "talento e sorte". FREUD, Sigmund (1912) "A dinâmica da transferência" In: FREUD, Sigmund. *Edição Standard Brasileira*, Vol. XII. Rio de Janeiro: Imago, 1976, p. 133. Na tradução da Companhia das Letras, está "disposição e acaso". Traduzir *tiquê* por sorte não é grande problema, pois a sorte tem esse sentido, mas *daímôn* não é nem talento nem disposição. É um destino, um espírito que permite ao herói saber qual destino lhe foi estabelecido pelos deuses. Esse é o *daímôn*. Por isso, em seu fragmento 119, Heráclito disse: "O caráter é o destino (*daímôn*) de cada homem". Já Platão, em *Crátilo*, especula se *daímôn* é sinônimo de *daemon* (saber, sábio).

[4] MASSON, Jeffrey M. *Correspondência Completa de Sigmund Freud com Wilhelm Fliess*. Rio de Janeiro: Imago Editora, 1986, p. 401.

104 ◆ O DIABO E SUAS MÁSCARAS

com o trabalho e as coisas relacionadas a ele: "as ideias que estão germinando, que atraem e ameaçam", sua preocupação com o não reconhecimento do livro sobre os sonhos. "O fato de as pessoas gostarem ou não do livro sobre o sonho está começando a ser indiferente para mim e começo a deplorar-me o destino", escreve Freud[5]. Em seguida, escreve que não há notícias de outras resenhas ou reconhecimento ocasional. Essa condenação silenciosa é ofensiva para Freud. Ele deplora seu destino, espera, ainda, comer o prato da vingança, que pelo visto, em sua perspectiva, está demorando muito, tanto que tem de sorver algumas colheradas do acepipe vingativo de Fliess.

Nos meses anteriores, as cartas de Freud evidenciavam um humor triste. Em março, tinha escrito que estava "profundamente empobrecido por dentro", tendo que demolir todos seus "castelos de areia" e reunir coragem para reconstruí-los. Era sua cruz e tinha que carregá-la[6]. É o período de passagem de sua teoria da sedução para a da fantasia, e, concomitante a isso, de declínio da amizade com Fliess.

Em carta de 12 de junho de 1900, Freud escreveu do desejo de ter uma placa de mármore em Bellevue em comemoração ao dia que descobriu o inconsciente. Entre esta e a carta sobre o inferno intelectual e o Lúcifer-amor, perfaz quase um mês.

Mas, voltando à carta de 10 de julho, antes de encerrá-la, Freud escreve: "Os grandes problemas permanecem ainda totalmente insolúveis. Tudo está fluindo e alvorecendo, num inferno intelectual, camada após camada; no âmago

---

[5] *Idem*, 402.
[6] *Idem*, p. 406-7.

OS CONTORNOS DE LÚCIFER-AMOR ◆ 105

mais escuro, vislumbres dos contornos de Lúcifer-Amor"[7].
E depois, meses sem uma carta para Fliess[8].

Lacan marca que a carta anterior a essa dos contornos de
Lúcifer-Amor foi exatamente aquela em que Freud relatou
esperar uma placa de mármore em Bellevue pela descoberta
do inconsciente através de seu sonho inaugural, o da Injeção
de Irma. Lacan comentou:

> É uma imagem de vagas, de oscilações, como se o mundo
> inteiro estivesse animado por uma inquietante pulsão ima-
> ginária, e, ao mesmo tempo, uma imagem de foto, onde se
> avista a silhueta de Lúcifer, que parece encarnar a dimensão
> angustiante da vivência de Freud. Eis o que vivenciou por
> volta de seus quarenta anos, no momento decisivo em que a
> função do inconsciente era descoberta.[9]

Dessa forma, Lacan marca que Freud está num momento
angustiante, com o sentimento de estar fazendo uma descoberta perigosa[10].

---

[7] *Idem*, p. 422.

[8] Freud teve o sonho da injeção de Irma em 1895. Nele e em sua interpretação, desmascara Fliess, mas ainda o chama, em carta da época, seu *dâimon*
pessoal. Cinco anos depois, em 1900, escreve a carta sobre a placa de mármore
que gostaria que colocassem onde teve o sonho. Ou seja, mesmo com esse desmascaramento, cinco anos depois, continua em intensa correspondência com o
amigo. Fazer as separações necessárias por vezes demoram uma vida, noutras
vezes, alguns anos.

[9] A tradução que Lacan tem dessa carta, lida em seu seminário, é bem melhor
que a que eu pesquiso. Por isso, cito-a aqui: "No que me diz respeito aos grandes
problemas, nada está ainda decidido. Está tudo flutuante, vago, um inferno intelectual, cinzas superpostas, e nas profundas tenebrosas distingue-se a silhueta
Lúcifer-Amor". LACAN, Jacques. (1954-1955) *O Seminário, livro 2: O eu na teoria de
Freud e na técnica da psicanálise*. Rio de Janeiro: Jorge Zahar Editor, 1992, p. 206.

[10] *Idem*, p. 207.

106 ◆ O DIABO E SUAS MÁSCARAS

Na verdade, Lacan está falando de uma ordem de cartas publicadas de forma diferente que a estabelecida por Masson. Em sua coletânea, há a carta de 12 de junho, em que Freud manifesta o desejo de placa de mármore em Bellevue; uma carta seis dias depois, em que fala da resistência das pessoas a uma nova descoberta e a carta seguinte, em que estão os contornos Lúcifer-Amor. Assim, entre a carta da placa de mármore e a de Lúcifer, há uma missiva no meio do caminho. Por que Freud coloca esse par de oposição nessa ordem: Lúcifer-Amor, ou Lúcifer-Eros? Lúcifer vem antes; o amor, depois. Poderíamos escrever também assim: Inferno-Céu, já que Freud trouxe Lúcifer. É a mesma lógica de Dante Alighieri ao escrever *A divina comédia*: começa com o *Inferno*. Dante, perdido numa selva escura, uma selva selvagem, erra toda a noite[11] e encontra o grande escritor Virgílio, que o reanima e se oferece a tirá-lo de lá, fazendo-o passar pelo Inferno, depois pelo Purgatório e, só então, sua amada Beatriz, esse espírito melhor, o guiará ao Paraíso. O começo é o Inferno, o fim é o Paraíso, e a condução de Beatriz é o caminho do amor, o céu[12].

O INFERNO COMO UM NÃO LUGAR

O inferno é um lugar que é menos mundo, escreve Dante no Canto XXVIII. No canto XXIII, situa-o como o eterno exílio.

---

[11] ALIGHIERI, Dante. *A divina comédia*. São Paulo: Atena Editora, 1957, p. 13.

[12] Beatriz fitava olhos ao sol. E ele, Dante, não podia olhar o sol longamente, mas ela sim. "Beatriz, na eterna esfera os olhos tinha". *Idem*, p. 353. Atraído por seu amor por Beatriz, ela explica como ele pode vencer o próprio peso e subir ao céu.

OS CONTORNOS DE LÚCIFER-AMOR ◆ 107

No canto XXVII, escreve que quem lá caiu, não retorna. Por isso Virgílio[13], aquele que já tinha ido e voltado, é o Mestre, o guia de Dante. Quando, no décimo compartimento do oitavo círculo, lhe é perguntado "quem és?", ele responde: "eu sou aquele que de círculo em círculo esse homem vivo guia"[14]. Dante descreve os círculos do Inferno assim: um espaço em torno de um poço, um penhasco e um abismo, e mais um círculo e depois o precipício. E uma cava lúgubre. Toda essa geografia para descrever o Inferno como o lugar menos mundo que existe, lugar do qual nunca se retorna. No meio do caminho que é a vida, começa a errância. Seria por isso que Drummond colocou no meio do caminho uma pedra, na vida de suas retinas fatigadas?[15]. Em referência à *Divina comédia*, no meio do caminho da vida, tinha uma pedra. Para Freud, era um rochedo inteiro, o da castração; pedra com que cada sujeito esbarra — não importa a estrutura — por ser falante e ter se deitado com o significante. Já Lacan coloca no meio do caminho uma cruz. Está assim em "A terceira".

---

[13] Não estaria Virgílio como como guia e mestre por ter sido o criador da *Eneida*? Seu protagonista desceu ao Inferno e voltou para fundar Roma...
[14] ALIGHIERI, Dante. *A divina comédia*. São Paulo: Atena Editora, 1957, p. 151.
[15] "Meio do caminho", Carlos Drummond de Andrade:
"No meio do caminho tinha uma pedra
Tinha uma pedra no meio do caminho
Tinha uma pedra
No meio do caminho tinha uma pedra
Nunca me esquecerei desse acontecimento
Na vida de minhas retinas tão fatigadas
Nunca me esquecerei que no meio do caminho
Tinha uma pedra
Tinha uma pedra no meio do caminho
No meio do caminho tinha uma pedra".

108 ◆ O DIABO E SUAS MÁSCARAS

O Discurso do Mestre, por exemplo, seu fim, é que as coisas andem no passo de todo mundo. Pois bem, isso não é de modo algum a mesma coisa que o real, porque o real, justamente, é o que não anda, é uma cruz no meio do caminho, bem mais, é o que não cessa de se repetir para entravar a marcha.[16]

Dante começa a errância com "perdido em uma selva escura", áspera, dura, com medo, extraviado em uma *selva selvaggia*. Uma *selva selvaggia* é para reforçar o significante, quase uma brincadeira com a língua materna, um sibilar, isso que faz com que um alemão goste mais de dizer *glücklich* do que *very happy*[17] ou um italiano prefira *molto felice*. É uma repetição de som, como um ronronar do gato. Dizer que isso é por causa da língua materna como operadora do gozo, não é dizer tudo. É *lalíngua* aquilo que da língua materna "o sujeito recebe como aluvião, chuva, tormenta de significantes próprios àquela língua idiomática e que se depositam para ele como material sonoro, ambíguo, equívoco, repleto de mal-entendidos, como diversos sentidos e, ao mesmo tempo, sem sentido"[18].

"ALMA INOCENTE AQUI JAMAIS TRANSITA"

Caronte, o barqueiro do Acheronte e do Estige, é filho de Nix e Érebo, nasce em um tempo tão antigo que não havia

---

[16] LACAN, Jacques. (1974) "A terceira". Inédito.

[17] Remeto-os ao exemplo dado por Lacan no Seminário 7, para marcar a importância da língua materna; mas podemos dizer, também, com seu ensino posterior: *lalíngua*.

[18] QUINET, Antonio. "Com lalíngua no corpo". In: *Stylus. Revista de Psicanálise da EPFCL-Brasil*, n. 19, Rio de Janeiro, out. 2009, p. 70.

OS CONTORNOS DE LÚCIFER-AMOR ◆ 109

memória possível para se lembrar dele — podemos dizer, com Freud, no tempo do recalque primevo. Nix, a deusa da noite, a mãe, tinha tanta beleza que até Zeus a temia. Era filha do Caos. Érebo, o pai de Caronte, era o deus das trevas e das sombras. Além de Caronte, eles conceberam outros filhos: Éter, o brilho; Hemera, o dia. Segundo a mitologia, Nix conseguiu conceber sozinha outros filhos: Moros, o Destino; Ker, a Desgraça; Tânatos, a morte; Hipnos, o sonho; Geras, a velhice; Eris, a Discórdia; Momo, o Sarcasmo; as Keres, espíritos da destruição e morte; as Moiras ou Parcas, a fatalidade[19]. Caronte significa "aquele com um olhar ardente". Dizia-se que, antes de morrer, as pessoas tinham um brilho intenso no olhar. As Moiras, suas irmãs, o chamavam com impaciência e as almas que queriam atravessar o rio e ir ao Hades, tinham que pagar com uma moeda. Ele só transportava as almas se pagassem com um óbolo, por isso os parentes colocavam na boca do defunto, o dinheiro necessário para pagar a sua passagem. "Caronte, os ígneos olhos revolvendo lhes acenava e a todos recebia: remo em punho, as tardias vai batendo"[20]. Ao que Caronte diz: "alma inocente aqui jamais transita".

Que Caronte, o que provoca o apagamento da memória, seja filho da Noite e das Trevas, que, por sua vez, são filhos do Caos, o pai de todos, e que Caronte tenha como irmãos a morte, a desgraça, o destino, dentre outros, já mostra como Hesíodo colocou o vazio do ser frente ao Outro. O Caos,

---

[19] COMMELIN. *Nova Mitologia Grega e Romana*. Rio de Janeiro: Edições de ouro, s/d, p. 181.
[20] ALIGHIERI, Dante. *A divina comédia*. São Paulo: Atena Editora, 1957, p. 26.

110 ◆ O DIABO E SUAS MÁSCARAS

como o deus primeiro, vazio primordial, infinito e originário, escreve Carmen Gallano[21].

Caronte é de um tempo tão antigo que é imemoriável. Esse é o mesmo caráter de seus irmãos, a morte, o sonho, os espíritos de destruição. É por isso que Dante, ao chegar até Caronte, desmaia. E Virgílio, seu mestre que já tinha conseguido para seu personagem Enéas, um salvo-conduto[22] — que tinha, portanto, um saber sobre o barqueiro — conduz Dante nessa passagem até ao Hades. Apenas alguns personagens conseguiram fazer a jornada sem morrer. Orfeu — que trataremos no capítulo a seguir —, Hércules, Psiquê e Enéas, o personagem de *Eneida*, que deixou Tróia para fundar Roma.

Há uma proliferação de Mal no Inferno. Também mal-entendidos ou mal de maldade? De círculo em círculo abundam os nomes que começam com Mal. São oito círculos chamados de *Malebolge*, as valas do mal, que significa uma grande caverna com formato de funil. E tem *Maleblanche, Malacoda*. E Gianciotto *Malatesta* que matou o irmão, Paulo *Malatesta*. E *Malatestino*, um tirano que mandou matar Montagna. "Todo Mal, que no céu cólera acende, injustiça há por fim, que o dono alheio, usando fraude ou violência, tende. Próprio do homem por ser da fraude o meio"[23].

---

[21] "Assim, os mitos antigos nos dizem de algo do que Lacan trouxe à luz em sua abordagem da fantasia como trama simbólica e cenário imaginário, que situa um objeto de desejo ali onde o sujeito não pode se sustentar frente ao furo do Outro (que Hesíodo nomeia primeiro deus de Caos, esse vazio primordial, infinito, originário só apreendido uma vez que a linguagem, que tantos mal-entendidos gera entre os humanos e toma forma nos avatares e desordens dos deuses do Olimpo). In: GALLANO, Carmen. "El ser fallido del fantasma". In: *El deseo. Textos y conferencias*. Colegio de Psicoanálisis de Madrid. Madri: Carmen Gallano, p. 26.

[22] A sibila de Cumus deu um ramo de ouro de uma árvore fatídica, consagrada a Prosérpina.

[23] ALIGHIERI, Dante. *A divina comédia*. São Paulo: Atena Editora, 1957, p. 62.

OS CONTORNOS DE LÚCIFER-AMOR ◆ 111

O inferno é o reino do Mal e esse mal desliza metonimicamente, infinitamente. Um sujeito em análise contou-me que seu pai, de origem italiana, chamava seus tormentos de seu Mal Amém, ao que ele, ainda criança, escutava *malamém*, exemplo de *lalíngua*, usado na construção da fantasia. A forma de Dante mostrar os deslizamentos metonímicos também foi salientando circularidade do mundo infernal, classificando os pecadores em círculos diferentes. O Inferno é o Mal que "circunda o tormento", é cheio de homens de poder, políticos, reis violentos, usurários, aqueles apegados ao poder e ao dinheiro. É lá que estão Alexandre, que Dante não marca como o Grande, pois lá no Inferno não o é, movido que era em nome de poder; Felipe, o Belo (esse epíteto, ele mantém), rei da França; o Papa Nicolau III; Frederico II, da Prússia e, também, Pirro e Átila. Além disso, no Canto XV, Dante encontra Brunetto Latini, seu mestre, que está no grupo dos violentos contra a natureza.

Também Ulisses está no Inferno, o viajante que foi para o mundo e deixou o filho crescendo, o pai morrendo e a mulher, esperando. Foi ver o mundo, tinha muitas ambições e queria glórias. Jasão também, outro casado com suas ambições — quem perjurou como ele, terá pena dura, escreve Dante. Medéia está vingada[24].

O Inferno é para aqueles que se apegam aos prazeres, que persistem nele e, assim, continuarão no inferno para

---

[24] *Idem*, p. 96-97. Muito interessante que Medéia, a apaixonada, devassada por seu amor por Jasão, a ponto de sacrificar os dois filhos, não esteja no círculo dos luxuriosos. Aliás, nem no Inferno está. Pode se sentir vingada, escreve Dante. O que também é interessante, pois os que se satisfazem no gozo da vingança também estão no Inferno. Uma mãe que assassinou os filhos já tem seu inferno particular?

112 ◆ O DIABO E SUAS MÁSCARAS

sempre. De gula, ira, ambição e mágoas, o Inferno está cheio. "Ó cega humanidade, quanta ignorância a mente vos ofende"[25]. Dante salienta essa paixão do ser humano pela ignorância[26]. Almas cheias de orgulho estão lá, espíritos que bravejam raivas possuídas, almas devoradas pela ira. Aliás,

---

[25] *Idem*, p. 44.

[26] Na biografia sobre Rainer Maria Rilke que li recentemente (*El vidente y lo oculto*, de Mauricio Wiesenthal), descubro que ele escapou de combater na I Guerra Mundial, pois tinha problemas pulmonares e vivia em saraus com aristocráticos, negando a guerra e seus milhões de mortos, negando seu sangue meio-judeu (ainda estava longe do Holocausto, mas o menosprezo aos judeus era uma realidade já muito presente), festando e seduzindo mulheres em festas nobres em Berlim e nos castelos de amigos. Romain Rolland — que Rilke conheceu em Paris, quando foi secretário de Rodin — tinha recebido o Prêmio Nobel de Literatura no ano anterior, temia pelo fim de uma era, pela decadência da Europa e a ascensão americana. "A Europa está perdida. Se tivesse filhos, sonharia seriamente em fazê-los cidadãos dos Estados Unidos." Quando escreveu isso, ele 51 anos e Rilke 40.

Romain Rolland também escreveu que os europeus tinham queimado sua própria casa. Tenho a impressão, agora, enquanto escrevo esse texto, que os brasileiros estiveram fazendo exatamente isso: queimando sua própria casa. Não posso deixar de marcar que, vinte anos após isso, em 1936, Freud escreve uma carta a Rolland, parabenizando-o pelo seu aniversário de 70 anos, para expressar sua admiração "pelo seu amor à verdade, pela sua coragem nas suas crenças e por seu carinho e boa vontade para com a humanidade" (FREUD, Sigmund. (136) "Um distúrbio de memória na Acrópole". In: FREUD, Sigmund. *Edição Standard Brasileira*, Vol XXII. Rio de Janeiro: Imago, 1976).

A posição política de Rilke diante da guerra e seu papel político e ético são vergonhosos. Não se comparam à posição de Romain Rolland.

Havia uma proliferação de sessões espíritas e esotéricas, sociedades de ocultismo, com videntes predizendo o futuro e tentando contato com os mortos nesses saraus e encontros da aristocracia europeia. Após se afastar de Lou Andréas-Salomé, Rilke arranjou outra mulher que desempenhou um papel maternal com ele: a princesa Marie von Thurn, dos nobres proprietários do castelo do Duíno. Nele, Rilke escreveu suas primeiras "elegias do Duíno" e participou de muitas reuniões de invocação de mortos, de grupos esotéricos em busca de contato com o oculto.

Nesse momento em que uma Europa ruía, sua aristocracia e intelectualidade se voltava para prestidigitadores, videntes, para espetáculos de hipnotismo, telepatia, mediunidade. Creio que é por isso que Freud escreve três textos muito importantes: "Psicanálise e telepatia", "Sonhos e ocultismo" e "Sonhos e telepatia". O primeiro

OS CONTORNOS DE LÚCIFER-AMOR ◆ 113

a ira é abundante em vários cantos do Inferno. Ela circula
tornando o Inferno cheio de seres raivosos. Não tem um
canto em que não apareça uma personagem afundada no

_____

foi escrito em 1921 e nunca publicado enquanto Freud estava vivo. Os outros sim.
"Sonhos e ocultismo", ele incluiu em suas *Novas Conferências Introdutórias*.
Neles, Freud quer deixar claro que a psicanálise não pode ser misturada com
o ocultismo. Só lendo essa biografia sobre Rilke — que é um panorama formidá-
vel sobre a Europa nas primeiras décadas —, entendo perfeitamente a preocupação de Freud: as sessões de ocultismo e de telepatia eram as quimeras da época.
E Freud marca: esse outro mundo, oculto, além do visível, essa outra cena
é do inconsciente. Mas é muito material, tem a realidade material do desejo.
É por isso que ele vai dizer que os analistas são materialistas incorrigíveis. Com
isso, Freud se opõe à crença. Se viesse alguém e dissesse que o centro da terra
era feito de geleia, teríamos que nos perguntar como alguém chega a tal ideia.
E não adianta insultar tal autor, isso não servirá para nada. Sua conclusão, mais
adiante do texto, é de que "há uma tendência geral da humanidade à credulidade e à crença no miraculoso" (FREUD, Sigmund (1933 [1932]) "Sonhos e Ocultismo". In: FREUD, Sigmund. *Edição Standard Brasileira*, Vol. XXII. Rio de Janeiro:
Imago, 1976, p. 47.). E mesmo um poeta brilhante como Rilke sucumbe a isso.
Mas Romain Rolland não.
   Por que o primeiro fica na ignorância e o segundo pode saber da verdade? A
esse amor pela crença, com todo o negacionismo pela ciência, podemos chamar,
com Lacan, de "paixão pela ignorância". Ignorância do real, da castração, da morte,
do desencontro amoroso, de tudo o que torna a vida difícil de ser vivida. O que fez
Lacan afirmar que, ao final de sua análise, ao se deparar com o *sicut palea* que ele é
— esterco, assim Lacan escreve em sua proposição, seguindo São Tomás de Aquino
— o analista precisa ter uma saída com entusiasmo. De que serve um analista que,
tendo conquistado esse saber, seja um pessimista e fatalista?
   Hoje não temos apaixonados pela ignorância fazendo aristocráticas sessões
ocultistas em castelos; os ocultistas do momento fazem encontros terraplanistas;
eles propagam seu medo de que as vacinas implantem *chips* no cérebro, de que
exista uma conspiração comunista global, fazem encontros para propagar tratamentos precoces à base de cloroquina. As crenças mudam, essas roupagens que
escondem o real são o que há de mais variável. Tudo para perpetuar o engodo.
E ainda que as profecias ocultistas não se cumpram, lembra Freud, as crenças
continuam. Um sujeito pode nunca querer enxergar o real e viver trocando de
quimeras. Essa é a escolha de um sujeito. O que não pode é ser a política pública
de um país, é claro. Se bem que a leitura desse texto, "Psicanálise e telepatia",
reforçou para mim que não adianta dizer a ninguém que a cloroquina não funciona: o ocultista simplesmente vai trocar o remédio, vai achar algum *spray*
miraculoso que mata o vírus da Covid19, por exemplo. O vírus que não morre,
segundo Freud, é essa crença humana no miraculoso.

114 ◆ O DIABO E SUAS MÁSCARAS

ódio, irada. Disso, o Inferno está cheio, o que justifica que Freud tenha escrito para o ódio, Lúcifer, o anjo rebelde, o que se rebelou contra o pai, o que se enfeiou no ódio. Aliás, o Inferno está cheio dos odiosos que se rebelam contra o pai, como Absalão, Féton, dentre outros. Dante poderia ter criado um círculo só para eles. E, para finalizar, o exemplo de um odioso afogado em seu tormento. O Minotauro está em guarda no sétimo círculo. Vencida a sua ira, chegam os poetas ao rio de sangue. "De Creta o monstro infame se estendia, apenas viu-nos, se mordeu fremente, como quem pela raiva é devorado"[27]. Dante sublinha que os raivosos têm as bocas escancaradas, que a ira vai mordendo e devorando. E também escreve sobre algumas almas que "virão a sangue após ódio excessivo"[28]. Mais adiante, Virgílio mostra a Dante, no pântano, as sombras: "são almas, filho meu, são os que venceram a ira. Com dentes, laceravam-se raivosas"[29]. Dante explicita nos raivosos a ligação da agressividade com uma oralidade, que morde, devora, sadicamente. Entendo isso que ele chamou de ódio excessivo como um imaginário louco, desvairado, sem mediação do simbólico. E o imaginário, sabemos desde o seminário 3, *As psicoses*, é agressivo e erótico. Uma paixão. Paixão que, se não puder ser dialetizada pelo simbólico, é excessiva. Paixão que envolve: morder, devorar, comer, rasgar com os dentes o outro.

A primeira tese de Lacan, em seu artigo "A agressividade em psicanálise"[30] é a de que ela se manifesta em uma

---

[27] ALIGHIERI, Dante. *A divina comédia*. São Paulo: Atena Editora, 1957, p. 44.
[28] *Idem*, p. 40.
[29] *Idem*, p. 45.
[30] LACAN, Jacques. (1948) "A agressividade em psicanálise". In: LACAN, Jacques. *Escritos*. Rio de Janeiro: Jorge Zahar Editor, 1998, p. 106.

OS CONTORNOS DE LÚCIFER-AMOR ◆ 115

experiência que é subjetiva em sua própria constituição. Toda subjetividade tem, por sua própria estrutura, a bipolaridade. Lacan afirma que basta escutar as brincadeiras e as fabulações das crianças, suas bonecas desmanteladas, para saber dessa agressividade que toca o desmembramento do corpo. Ou então conhecer os quadros de Bosch, que são como atlas das imagens terroríficas que atormentam os homens. Essa agressividade, irmã-gêmea do ódio, se retroalimenta com o especular — é essa a bipolaridade com a qual o sujeito mede o seu Eu. Lacan afirma que "os contragolpes agressivos da caridade evidenciam a intenção agressiva que reside na imago"[31]. Um exemplo que escutei: uma criança que acabou de ganhar um irmãozinho vai até o berço onde ele está e esvazia o recipiente de talco no bebê. Corre até o quarto dos pais e diz: mãe, morri o bebê. Eis a agressividade imersa nesses transitivismos tão comuns nas crianças pequenas[32].

No seminário 2, *O eu na teoria de Freud e na técnica da psicanálise*, Lacan sustenta que não basta que tenhamos esse imaginário para que sejamos homens — é por isso que nesse seminário tem tantos exemplos do imaginário nos animais. "Podemos ser ainda essa coisa intermediária que se chama louco. Louco é justamente aquele que adere a esse imaginário, pura e simplesmente"[33].

---

[31] *Idem*, p. 110.

[32] "[...] esse transitivismo sob a forma cativante de uma verdadeira captação pela imagem do outro". LACAN, Jacques. (1946) "Formulações sobre a causalidade psíquica" In: LACAN, Jacques. *Escritos*. Rio de Janeiro: Jorge Zahar Editor, 1998, p. 182.

[33] LACAN, Jacques. (1954-1955) *O Seminário, livro 2: O eu na teoria de Freud e na técnica da psicanálise*. Rio de Janeiro: Jorge Zahar Editor, 1992, p. 306.

116 ◆ O DIABO E SUAS MÁSCARAS

Enquanto digito isso, recebo um vídeo com mensagem natalina, pois escrevo em um sábado natalino — o subtítulo dessa escrita poderia ser "Um conto natalino", como Freud subintitulou seu "Rascunho K". Nele, uma menina organiza os cabelos para começar a enviar sua mensagem de Natal: "Feliz Natal, desejo que Deus elimine todos vocês". Uma voz de mulher percebe o "erro" dela, começa a corrigi-la e o vídeo se encerra. Se é possível que de *ilumine* se passe a *elimine* é porque algo do imaginário agressivo passou pelo simbólico. É um voto natalino que mostra o uso do significante. Freud já havia dito de forma bem direta: quando o ser humano, em vez de lançar o tacape lançou uma injúria, estava fundada a civilização.

LÚCIFER-AMOR

Voltando à carta freudiana, podemos pensar se Lúcifer não está nela como o ódio, sustentando o par de oposição amor--ódio. Este é somente um dos pares de oposição do amor. Em "As pulsões e suas vicissitudes", Freud escreve que o amor não permite um, mas três opostos. "Além de amar-odiar, existe amar e ser amado e o amar e odiar, em conjunto são o oposto do desinteresse ou indiferença"[34]. Amar e odiar, um conjunto, escreve Freud. O amar-odiar se faz presente quando aparece o objeto, quando esse objeto se faz fonte de sensações agradáveis, a polaridade amar-odiar reflete a polaridade prazer-desprazer. Um pouco mais adiante em seu texto, adotará uma postura diferente, tendo em conta

---

[34] FREUD, Sigmund. (1915) "As pulsões e suas vicissitudes". In: FREUD, Sigmund. *Edição Standard Brasileira*, Vol. XIV. Rio de Janeiro: Imago, 1976, p. 158.

OS CONTORNOS DE LÚCIFER-AMOR ◆ 117

que tudo começa pela indiferença. No momento inicial da constituição de um sujeito, tudo lhe é indiferente. Então Freud estabelece a seguinte ordem: 1) indiferença, 2) odiar, 3) ser amado.

No caso do pintor Haizmann, o Diabo evoca — embora ele não use o nome Lúcifer — pela ambivalência de sentimentos, amor e ódio em relação ao pai, uma ambivalência pulsional. Embora Freud credite a Bleuler o uso do termo, ele a utiliza em pares de opostos diferentes[35]. Conclui que é praticamente comum encontrar o amor e o ódio dirigido ao mesmo objeto. Escreveu que

o eu odeia, abomina e persegue, com intenção de destruir, todos os objetos que constituem uma fonte de sensação desagradável para ele, sem levar em conta que significam uma frustração quer da satisfação sexual, quer da satisfação das necessidades autopreservativas. Realmente, pode-se asseverar que os verdadeiros protótipos da relação de ódio se originam não da vida sexual, mas da luta do ego para preservar-se e manter-se.[36]

Será por isso que Lacan chamará o ódio de o sentimento mais lúcido[37].

A mudança de conteúdo de uma pulsão em seu oposto só é observada em um caso — transformação do amor em ódio. É particularmente comum encontrar ambos dirigidos

---

[35] *Idem*, p. 153.
[36] *Idem, ibidem.*
[37] LACAN, Jacques. (1971) *O Seminário, livro 18: De um discurso que não fosse semblante*. Rio de Janeiro: Jorge Zahar Editor, 1999, p. 98.

118 ◆ O DIABO E SUAS MÁSCARAS

simultaneamente para o mesmo objeto, sua coexistência oferece o exemplo mais importante de ambivalência de sentimentos[38]. Freud sustentou que, quando uma relação amorosa é rompida, frequentemente o ódio surge em seu lugar — está aí a transformação do conteúdo. Isso mostra que o ódio tem seus motivos reais. Há, nesse caso, uma regressão do amor à fase preliminar sádica; então, o ódio adquire um caráter erótico. É assim que o ódio tem a função de continuar a amar — amor enviscado no ódio.

No Seminário 20, *Mais, ainda*, Lacan propõe *hainamoration* — na tradução para o português, amódio, se perde o sentido do que ele quis dizer em francês, "o enamoramento feito de ódio (*haine*)"[39]. Lacan evidencia assim que não conhece nenhum amor sem ódio. Ademais, recorda que Freud se arma com o dito de Empédocles "de que Deus deve ser o mais ignorante de todos os seres, por não conhecer de modo algum o ódio"[40].

Lacan salienta o caráter imaginário desse par amor-ódio e segue outro viés: o de que o amor se dirige ao semblante. O verdadeiro só se atinge agarrando a causa do desejo, ou seja, o objeto *a*. É do gozo que se trata. Esse objeto que é o *a* responde a algum imaginário. "Não é senão da vestimenta da imagem de si, que vem envolver o objeto causa do desejo, que se sustenta mais frequentemente — é mesmo a articulação da análise — a relação objetal"[41].

---

[38] FREUD, Sigmund. (1915) "As pulsões e suas vicissitudes". In: FREUD, Sigmund. *Edição Standard Brasileira*, Vol. XIV. Rio de Janeiro: Imago, 1976, p. 154.
[39] LACAN, Jacques. (1972-1973) *O seminário, livro 20: Mais, ainda*. Trad. M.D. Magno. Rio de Janeiro: Jorge Zahar Editor, 1982, p. 122.
[40] *Idem, ibidem.*
[41] *Idem*, p. 125.

OS CONTORNOS DE LÚCIFER-AMOR ◆ 119

Lacan já havia marcado em algumas aulas anteriores desse mesmo seminário — o *Mais, ainda* — que, quando se ama, não se trata de sexo, porque o amor visa o ser. "Um sujeito, como tal, não tem grande coisa a fazer com o gozo. Mas, por outro lado, seu signo é suscetível de provocar o desejo. Aí está a mola do amor"[42]. As mulheres são almorosas, escreve Lacan, marcando com seu neologismo o amor e a alma: as mulheres almam a alma[43]. Será que é com essa alma que elas amam o parceiro?, pergunta-se Lacan. Ao que, em seguida, discorre sobre o amor cortês, o amor como pura perda, o amor como impossível[44]. "A mulher só pode amar no homem, eu disse, a maneira com que ele enfrenta o saber com que ele alma"[45]. Entendo que Lacan marca que uma mulher só pode amar um homem que tem um saber sobre seu amor que visa o ser. Seria uma forma de dizer que o amar do lado esquerdo das fórmulas da sexuação só seria possível se um sujeito consentisse com a castração. Mostrarei a seguir um exemplo do impossível do amor do lado feminino — Dido, rainha de Cartago — e um do lado esquerdo das fórmulas da sexuação, àqueles que se sustentam do lado todo fálico: Florentino Ariza, personagem de *O Amor nos tempos de cólera*.

O AMOR ETERNO É UM INFERNO

Retomando Dante, queria lembrar que os amorosos estão no Inferno. No Canto V, Dante os coloca com os luxuriosos, que "são continuamente arrebatados e atormentados por

---

[42] *Idem*, p. 69.
[43] *Idem*, p. 114.
[44] *Idem*, p. 117-118.
[45] *Idem*, p. 119.

120 ◆ O DIABO E SUAS MÁSCARAS

um horrível turbilhão". Quando chegam lá, assim são chamados "Ó tu que vens das dores à morada". São esses que se entregavam ao vício da carne, que se submeteram aos próprios apetites. A primeira dessas que "de luxúria fez tantas demasias" é Semíramis, a rainha da Babilônia. A segunda é Dido, rainha de Cartago, viúva de Siqueo, que amou Eneias, amorosa, traidora e infida (não sei por que ela é traidora). Depois Cleópatra, Helena e Aquiles — até que enfim um homem, para não serem só as mulheres a amar e ir ao Inferno. Também Páris, que raptou Helena. E depois "dois que o amor os uniu", Francisca de Rímini e Paulo Malatesta, que foram mortos por Gianciotto Malatesta, marido de Francisca e irmão de Paulo, após eles terem se apaixonados um pelo outro.

São esses os nomes dos apaixonados que vão para o Inferno. Estão em um círculo mais exterior. De certa forma, Dante se compadece deles, não lhes impinge mais castigos, pois já têm as suas dores. Também para o Inferno vão os traidores — vários destes amorosos são traidores de uma relação oficial, porém não estão junto com os traidores e sim junto com os luxuriosos.

Contarei a estória de uma dessas rainhas que foram para o Inferno, Dido, porque ela está ligada à frase *Flectere si nequeo superos, Acheronta movebo*. Traduzindo: "se não posso mover os deuses de cima, moverei o *Acheronta*". Como já vimos, a frase foi dita pela deusa Hera e está na *Eneida* de Virgílio, e Freud a escolheu como epígrafe para sua "Interpretação dos sonhos". A frase surge em uma das tentativas de Hera de ajudar o troiano Eneias. Tendo se salvado da destruição de Tróia, ele erra pelos mares. Estava escrito pelos deuses que ele fundaria Roma, por isso conta com a proteção divina.

OS CONTORNOS DE LÚCIFER-AMOR ◆ 121

Mas antes de chegar à Itália, costeando a África, aterra em Cartago e conhece a rainha Dido. Antes de Eneias, a rainha era adjetivada como boníssima, mas sozinha, viúva e triste, sem filhos. Rejeita os pretendentes que apareceram depois que Siqueo, o marido, lhe foi tomado. A infeliz Dido se apaixona por Enéas. Durante uma caçada na chuva, os soldados se dispersam — tudo com a ajuda dos deuses, uns alcoviteiros — e restam os dois sozinhos em uma gruta — isso já foi enredo para muitos romances e filmes nos últimos séculos. Virgílio assim descreve: "E os dois, na gruta, em abraços de volúpia, esquecem-se dos reinos"[46]. Mas ele, depois, vai embora, parte para conquistar novas terras e fundar Roma. Ela pede que não vá. Ele parte. Ela chora e se mata depois da partida dele.

Mais adiante, no Livro VI, Enéas desce aos Infernos para rever o pai e a reencontra por lá. Fica surpreso e, "meigo e amoroso", tenta falar com ela, implora por perdão e diz o seguinte: "desesperada te finaste e o autor fui eu... juro que forçaram os supremos a continuar andando [coloca a culpa nos deuses], mas não cria tamanha dor causar partindo"[47]. Mas ela, "irosa e torva" tal como uma rocha, pregava os olhos no chão e não olhava para ele. Ele teve que falar com o espectro dela. Ela não o perdoou. Ele saiu do Inferno e continuou sua jornada de grande conquistador. Ao final, vencedor, chega ao Lácio onde é bem acolhido pelo rei, que lhe oferece a mão de sua única filha. Com isso não concorda o rei dos Rútilos, outro povo latino. Novamente, combate. E ele, com olhos de "cruel dor", enfuriado, fala em vingança.

---

[46] VIRGÍLIO. *Eneida*. São Paulo: Atena Editora, s\d., p. 123.
[47] *Idem*, p. 178-79.

122 ◆ O DIABO E SUAS MÁSCARAS

A epopeia termina com essa última frase: "E a alma indignada se enfiou nas sombras"[48]. Não foi feliz com a outra, não foi feliz com Dido, não foi feliz com a vingança e nem com as conquistas de valoroso guerreiro que era. Ela, no Inferno, e ele, nas sombras. E termina a epopeia.

Dido é aquela que ama e depois odeia o mesmo objeto, por isso lhe é impossível dar o perdão. Freud conta-nos que estava conversando com um conhecido sobre o povo ao qual ambos pertenciam, ou seja, o judeu, e em que seu interlocutor queria terminar a "fervorosa fala exaltada com o bem conhecido verso de Virgílio em que a infeliz Dido confia à posteridade a sua vingança contra Enéas", mas não se lembrava dela integralmente. Será Freud a citá-la: *Exoriar(e) aliquis nostris ex ossibus ultor,* traduzindo "que dos meus ossos desponte alguém (*aliquis*) como vingador"[49]. E com isso voltamos ao tema da vingança: Freud começou sua carta de 1º de julho saboreando a vingança de prato alheio e termina nos contornos de Lúcifer-Amor. Do que concluo: no par de opostos amor-ódio, a vingança está do lado do segundo.

No seminário *Mais, ainda,* Lacan, ao falar da *hainamoration,* afirma que a verdade não pode ser dita toda, mas a aparência de ser a que o amor se dirige é visando ao *a,* a causa do desejo. "É um indício que ele responde a algum imaginário"[50]. Assim, não é senão "da vestimenta da imagem de si, que vem envolver o objeto causa do desejo, que se sustenta

---

[48] *Idem,* p. 346.
[49] FREUD, Sigmund. (1901) *Psicopatologia da Vida Cotidiana.* In: FREUD, Sigmund. *Edição Standard Brasileira,* Vol. VI. Rio de Janeiro: Imago, 1976, p. 28.
[50] LACAN, Jacques. (1972-1973) *O seminário, livro 20: Mais, ainda.* Trad. M.D. Magno. Rio de Janeiro: Jorge Zahar Editor, 1982, p.125.

OS CONTORNOS DE LÚCIFER-AMOR ◆ 123

mais frequentemente — é mesmo a articulação da análise —
a relação objetal"[51]. Por isso, no começo do seminário, tinha
dito que a periquita de Picasso o ama quando está com a
vestimenta. É outra forma de dizer o que já tinha dito no
seminário 10, sobre *A angústia*: o amor permite ao gozo con-
descender ao desejo. E condescende porque faz semblante
de *a*. Com a vestimenta de sua fantasia, o que ama veste seu
objeto e o faz sua causa de desejo.

O amor eterno é um inferno. Lacan relembra o que está
escrito no portal do Inferno. Eis um exemplo de *O amor nos
tempos do cólera*, de Gabriel Garcia Marquez. Na Cartagena das
ruínas, a heroica cidade de tantos conflitos, de tantos amores sem venturas, de inumeráveis suicídios causados pelos
infortúnios do amor, onde estava sedimentado o desencanto,
onde proliferava os casos perdidos e a pestilência idealizada
pela saudade, em que "os amores eram cozinhados em fogo
lento no caldo de larvas da memória"[52], nessa cidade onde as
pessoas iam tomar uma fresca, que não existia na realidade,
Florentino Ariza passou uma vida amando Fermina Daza.
Fez de Cartagena o palco desse amor, sua "pátria de escom-
bros". Quanto a ela, amou-o pelas cartas de amor, não no
amor do corpo, não nesse amor enviscado na imagem; tinha
certa vergonha daquele menino feio, de óculos, encolhido,
que a mirava à distância. Depois, quando encontrou outro
homem, ele não foi mais do que uma sombra, ficou como
um fantasma, uma tormenta de culpa, por ter lhe prometido
um amor e depois ter lhe virado as costas.

---

[51] *Idem, ibidem.*
[52] MARQUEZ, Gabriel Garcia. *O amor nos tempos do cólera.* Rio de Janeiro/São
Paulo: Editora Record, 2009, p. 26.

E o ódio dele por ter sido deixado cair? Um objeto *a* é um resto, desaparecido o brilho, não é mais do que uma ruína. Ele se transformou numa ruína entre tantas nessa cidade carcomida pelo tempo. Vingou-se dela em tantas outras que passaram pela sua cama, pela sua vida, mas não pelo seu coração. A condição de objeto, refugo, em que Fermina o transformou, ele compartilhou com todas, usáveis e descartáveis, uma assassinada pelo marido por ele ter escrito a marca da infidelidade dela com tinta em sua barriga; a outra, jovenzinha, da qual ele era tutor, que com ela se deitava, escondido de todos, matou-se quando ele a abandonou; a viúva que o amava, ele abandonou sem um adeus, sem uma palavra. Com todas consumiu o desejo e o ódio, para permanecer fiel a um amor idealizado pelo objeto perdido. A cada um o seu inferno, porque há para todos. E o setor dos amorosos, no Inferno, é bem grande: nele cabe muitos.

EURÍDICE, DUAS VEZES PERDIDA

Quando pensas que a agarraste, enfim
É mais teu o que te escapa assim.
Somos livres. Fomos logo despedidos
Se onde pensávamos ser bem recebidos

Buscamos, angustiados, um abrigo
Nós, jovens para sermos antigos
E velhos demais para viver o futuro.

Sonetos a Orfeu, RAINER MARIA RILKE

Orfeu, poeta, músico e cantor célebre, herói grego tão antigo que participou da expedição dos Argonautas, cantava e encantava a todos com o som de sua cítara e a suavidade de sua voz. Até os homens mais coléricos sentiam-se tomados de ternura ao escutar seu canto. As árvores inclinavam suas copas para ouvi-lo. Rainer Maria Rilke, em seu *Sonetos a Orfeu*, escreve: "Cantar, como o ensinas, não é tormento,/nem desejo de uma conquista final./Cantar é ser". Orfeu é a harmonia. Com sua lira, sua cítara e com sua voz, coloca alívio nas aflições, torna o mundo menos

126 ◆ O DIABO E SUAS MÁSCARAS

discorde. Em outro poema, Rilke escreve: "Só quem ousou tocar a lira/mesmo na escuridão/sente o quanto inspira/ infinda devoção"[1]. Orfeu apaixonou-se perdidamente pela ninfa Eurídice. Considerava-a como a metade de sua alma. Casou-se com ela, porém não tiveram muito tempo juntos. Eurídice, ao fugir de um homem que tentara estuprá-la, foi picada por uma serpente e morreu. Orfeu não aceitou a morte da esposa e decidiu descer ao Tártaro — o mundo subterrâneo, o Inferno — e resgatá-la, trazê-la de volta ao mundo dos vivos. Atravessou o Estige, o rio infernal, pagou o barqueiro Caronte com·uma moeda para atravessá-lo e negociou com os deuses. Convenceu-os.

Por entre gente sem peso e fantasmas que haviam recebido as honras de sepultura, chegou junto de Prosérpina e daquele que governa o lúgubre reino, o senhor das sombras. Fazendo vibrar as cordas para acompanhar o poema, cantou assim: Senhor do mundo subterrâneo a que todos quantos nascemos mortais vimos dar, se for possível e consentirdes que, deixando os rodeios de um discurso mentiroso, eu diga a verdade, não desci até aqui para contemplar tenebroso Tártaro, nem para amarrar as três gargantas eriçadas de cobras do monstro, o filho da Medusa. É razão dessa viagem a minha mulher, em quem, ao ser picada, uma víbora inoculou o veneno roubando-lhe os verdes anos.[2]

---

[1] RILKE, Rainer Maria. *Os sonetos a Orfeu/Elegias de Duíno.* Tradução Karlos Rischbieter. São Paulo/Rio de Janeiro: Editora Record, 2002, p. 31.
[2] OVÍDIO. *Metamorphoses.* Trad. Domingos Lucas Dias. São Paulo: Editora 34, 2021, p. 527.

EURÍDICE, DUAS VEZES PERDIDA ◆ 127

Ele roga a Plutão. Pensa poder suportar sua perda, mas, para não dizer que não tentou, ei-lo lá. O amor venceu, escreve Ovídio. Mas venceu o que? Lembra que também para ele, Plutão, o amor venceu toca no assunto do antigo rapto. "Foi também o Amor quem vos uniu a vós"[3]. Diz que, em troca, vai ficar em dívida com eles, Plutão ou Prosérpina, mas de toda forma, todos nos encaminhamos para a mesma morada, todos aqui vamos dar. "Todos" vamos dar no quê? Na morte ou no Inferno? É então que pede o usufruto de Eurídice até ela dar de novo até ali, na morada. "Pois, se o destino me negar o favor de minha esposa, certo é que não me irei daqui. Ficai felizes com a morte de ambos"[4]. Ou seja, ameaça os deuses.

Consentiram em devolver-lhe a mulher só com uma condição: que a conduzisse para cima, para o mundo dos vivos, sem olhar para trás[5]. Só poderia olhar para ela ao chegar dentre os vivos. Não esperou, estava quase lá, mas olhou para trás, procurando com o olhar, a esposa, sua metade de alma. E, como resultado de sua desobediência, ela desfez-se, esfarelou-se e ele a perdeu para sempre. Por que esse desejo tão decidido de um homem de que sua mulher é aquela e mais nenhuma outra no mundo? Teria sido premiado pela sua fidelidade ao amor? Mas então por que essa condição de não olhar para trás? Logo a ele, Orfeu!

---

[3] *Idem*, p. 529. Filha da deusa das colheitas, Deméter, Prosérpina, ou Perséfone, em grego, é raptada e levada às profundezas, por Plutão, deixando sua mãe inconsolável.
[4] *Idem, ibidem.*
[5] *Idem, ibidem.*

128 ◆ O DIABO E SUAS MÁSCARAS

E A HARMONIA SE PARTIU

Perdendo Eurídice, a harmonia se partiu. Harmonia, em grego, é precisamente junção de partes. Orfeu perdeu sua outra parte e ficou inconsolável, passou a repelir todas as mulheres da Trácia que o procuravam. Não quis nenhuma, mas inspirou tamanha paixão — provavelmente ódio, por desprezá-las — que elas o esquartejaram, jogaram seus restos e a cabeça no rio Hebro. "Ao rolar a cabeça rio abaixo, seus lábios chamavam por Eurídice e o nome da amada era repetido pelo eco nas duas margens do rio"[6].

Junito Brandão, em seu segundo volume da *Mitologia grega*, faz duas interpretações do mito que são pertinentes; relato-as aqui. A primeira é que a cabeça arrancada de Orfeu está destacada porque é um símbolo da força vital, do pensamento. A cabeça é uma eficácia mágica e, lembra ainda, a sede da *Psiquê*. A segunda interpretação é que o olhar para trás de Orfeu, olhar que ocasiona a perda derradeira de Eurídice — que faz recordar o olhar de Ulisses, na *Odisséia*, o de Édipo em Colono, ou mesmo o bíblico, da mulher de Lot que, olhando para trás, "voltou ao passado" e com isso sofreu as consequências de sua desobediência a Javé[7] —, é um retornar ao passado, um olhar que é reminiscência, valorização da memória. É um ousar olhar o invisível. E por tal foi punido.

Essa interpretação de Orfeu como o que olha para trás e contempla seu amor, não o esquece em nenhum momento, já trabalhei em outro lugar: "Um homem que mantêm a

---

[6] BRANDÃO, Junito de Souza. *Mitologia Grega. Volume II*. Petrópolis: Editora Vozes Ltda, 1987, p. 143.
[7] *Idem*, p. 146.

memória do amor"[8]. Tinha afirmado que nesse mito, a morte e o apagamento do amor eram o mesmo. Orfeu não esquecia a outra metade de sua alma perdida, e a desmemoriada era ela. Eurídice, à medida que deslizava cada vez mais fundo no abismo, esquecia de Orfeu. "Ao penetrar o reino do nada, rapidamente se esquece da luz. A escuridão mancha seus olhos, seu coração. Quando Hermes fala de Orfeu, essa Eurídice responde, terrível: Quem?"[9].

Portanto, não quero me deter nessa cabeça que rola para o fundo do rio, ainda chamando o nome de sua amada, nem no olhar para trás como templo da memória. O que quero é repetir a pergunta feita por tantos filósofos, estudiosos dos mitos, poetas e romancistas: por que ele olhou para trás e a perdeu?[10]. Vou mudar a pergunta: por que, olhando para trás, transformou-a em objeto perdido e não pôde ser feliz vivendo com ela? Por que repetiu a perda?

ORFEU ANALISTA

Nas minhas perguntas, de certa forma, já implico a resposta. Mas começarei a respondê-la com Rilke e, depois, com Lacan. "Quando pensa que a agarraste, enfim, é mais teu o

---

[8] BRUNETTO, Andréa. *Sobre amores e exílios: na fronteira da psicanálise com a literatura*. São Paulo: Editora, Escuta, 2013, p. 100.

[9] RUSHDIE, Salman. *O chão que ela pisa*. São Paulo: Companhia das Letras, 1999, p. 500.

[10] Dois dos livros mais lindos que já li tomaram o amor de Orfeu por Eurídice como tema. Um foi o *Sonetos a Orfeu*, de Rainer Maria Rilke. Para mim, Rilke é o poeta maior, que faz das palavras uma lira de harmonia como a de Orfeu. O outro é o romance de Salman Rushdie, *O chão que ela pisa*, em que a personagem Ormus Cama, o cantor das harmonias, é um Orfeu moderno.

130 ◆ O DIABO E SUAS MÁSCARAS

que te escapa"[11]. É mais de Orfeu a perda do que Eurídice. Essa é uma definição perfeita do que é o ser falante para a psicanálise. Pois essa perda de sua metade, de sua harmonia, de sua alma, esta condição de desterrado a repetir o nome de sua perda serve para todos e não apenas para Orfeu. É por isso que na primeira aula de seu *RSI*, Lacan afirma: "Se o discurso analítico funciona é porque perdemos alguma coisa em outra parte"[12]. Poderia dizer, assim: Todos Orfeus. Mas direi: todo analista é um Orfeu. Assim Lacan o diz no seminário 11, *Os quatro conceitos fundamentais da psicanálise*. Ali, ele estava falando do inconsciente como um tropeço, um desfalecimento, uma rachadura. Algo de outra temporalidade, que produz uma hiância, que se apresenta como um achado. Um achado que produz surpresa, mas que é um reachado. E daí um reachado que "está prestes a escapar de novo, instaurando a dimensão da perda"[13]. Ao que lembra Eurídice, duas vezes perdida — é isso que me fez dar nome a esse capítulo — e esta é a imagem mais "sensível que poderíamos dar, no mito, do que é a relação de Orfeu analista com o inconsciente"[14]. Orfeu-analista é aquele que testemunha a perda reiterada do objeto perdido e reencontrado. E perdido e reencontrado, novamente. É com isso que Lacan entrará no tema desse que ele coloca como um conceito fundamental, a repetição. É por isso que Sol Aparício, no preâmbulo

---

[11] RILKE, Rainer Maria. *Os sonetos a Orfeu/Elegias de Duíno*. Tradução Karlos Rischbieter. São Paulo/Rio de Janeiro: Editora Record, 2002, p. 111.

[12] LACAN, Jacques. *O Seminário 22: RSI*. Inédito. Aula de 10 de dezembro de 1974.

[13] LACAN, Jacques. (1964) *O seminário, livro 11: Os conceitos fundamentais da psicanálise*. Rio de Janeiro: Jorge Zahar Editor, 1998, p. 30.

[14] *Idem, ibidem*.

EURÍDICE, DUAS VEZES PERDIDA ◆ 131

para o encontro internacional do Campo lacaniano, fará a seguinte conclusão, seguindo a afirmativa de Lacan: Orfeu--analista e Eurídice-inconsciente[15].

A repetição é com o objeto perdido desde sempre, *das Ding*. Na psicanálise, trata-se de reencontro com o objeto que esteve envolto nas coordenadas do prazer. Lacan marca que não é ele que é reencontrado, mas suas coordenadas. Creio que podemos entender assim o que Lacan tinha dito três anos antes, em seu seminário sobre *A transferência*: que os deuses não tinham dado a Orfeu uma "verdadeira mulher", só as coordenadas dela, um espectro que virou pó muito rapidamente. O reencontro com o objeto acentua sua perda. Lacan chega a dizer: "só por esses reencontros sabemos que ele foi perdido"[16]. E o analista, tal como Orfeu, é testemunha dessas reiteradas voltas que os sujeitos dão para encontrar o perdido e perdê-lo novamente. Mas o analista não é apenas testemunha dessa repetição da eterna perda. Isso seria o inferno, como escreveu Dante. E Lacan relembrou. O analista tem seu ato para que o sujeito construa algo com essa perda.

Lacan sustentou que os deuses não mostraram a Orfeu uma verdadeira mulher e sim um fantasma de mulher.

Como sabem, ele voltou de mãos abanando, por uma falta que cometeu, a de voltar-se antes do momento permitido. Este tema mítico é reproduzido em muitas lendas de outras

---

[15] APARÍCIO, Sol. "Présent". VII. Rendez-vous International de l'IF-EPFCL. Disponível em https://www.champlacanien.net/public/docu/1/rdv2012pre14.pdf, acessado em 17 de janeiro de 2023.

[16] LACAN, Jacques. (1959-1960) *O Seminário, livro 7: A ética da psicanálise*. Rio de Janeiro: Jorge Zahar Editor, 1991, p. 149.

132 ◆ O DIABO E SUAS MÁSCARAS

civilizações além da grega, dentre as quais uma lenda japonesa que é célebre.[17]

Retomo Sócrates e o amor. Lacan vai enfatizar que Alcebíades é o homem do desejo e que é ele o demônio de Sócrates — *dâimon*, como já indiquei, no sentido grego. "É Alcebíades, exatamente no sentido em que nos é dito no discurso de Diotima, que o amor não é um deus, mas um demônio, ou seja, quem envia aos mortais a mensagem que os deuses têm a dar"[18]. Ele se recusa a responder à demanda de Alcebíades e o coloca na posição de *eràstes*, o que ama, quando ele era o *erômenos* de Sócrates. "O milagre do amor é realizado nele na medida em que ele se torna o desejante"[19].

Lacan afirma que no discurso de Fedro, no *Banquete*, Orfeu é visto como um moleirão, não entende o porquê de Platão ter rancor contra ele. E a explicação que Lacan dá é que os deuses acham sublime quando o amado se comporta como se fosse o amante. Lacan está comparando o que ele chamou de "alcançar o ser do outro" em Orfeu, Alceste e Aquiles. Aquiles segue Pátroclo na morte; Alceste toma o lugar do marido na morte. São sacrifícios maiores, pois são *erômenos*. Orfeu é *eràstes*, o que ama.

---

[17] LACAN, Jacques. *O Seminário, livro 8: A transferência (1960-1961)*. Rio de Janeiro: Jorge Zahar Editor, 1992, p. 53. Lacan está se referindo a Izanagi e Izanami. Izanagi, inconsolável com a morte de sua esposa, dirigiu-se até a "terra das melancolias" para regatar sua esposa morta. Foi recebido na porta do Inferno por ela, que pediu que esperasse e não olhasse para ela. Ela iria conseguir sua liberação para voltar com ele. Izanagi não esperou, acendeu uma tocha para melhor vê-la — tal como Psiquê que desafiou o interdito e olhou para Eros. Quando penetrou na terra da melancolia, teve uma visão de horror: viu Izanami em plena decomposição, com vermes retorcidos e serpentes em volta.

[18] *Idem*, p. 160.
[19] *Idem*, p. 162.

ACREDITAR NUMA MULHER

Orfeu acredita em Eurídice, sua parte, sua alma, seu almor[20]. Uma mulher, na vida de um homem, é algo em que ele crê. Ele crê que há uma, às vezes mais de uma, alega Lacan. Esse acreditar chama-se amor[21]. Uma mulher mítica, seu objeto perdido, seu *dâimon*, seu inferno. Tal como Lacan afirma na aula de 18 de fevereiro de 1975, do *RSI*, que o desejo é o inferno, "nisto que o inferno é o que lhe falta"[22]. Nessa aula, a sexta desse seminário, Lacan sustenta que a reta não tem consistência. E chega a dizer que o pensamento de Descartes tem a extensão de duas dimensões. É um mental que é imaginário. Mas o homem é *faber*, fabrica a consistência, nas tranças, rendas, bordados. A topologia dá a Lacan a consistência que buscava, a dos nós, que mantêm o buraco no centro. Ao fazer um buraco, faz-se um corpo. "Um corpo tal como esse que vocês se suportam, é muito precisamente esse algo que, para vocês, tem o aspecto de ser o que resiste, o que consiste antes de dissolver"[23]. Assim, os deuses não deram uma mulher consistente a Orfeu, uma que tivesse corpo: "aquele que chamou o ser amado do reino das sombras não pode, por sua vez, lhe dizer literalmente nada sobre a verdade de seu coração"[24].

Ela se dissolveu ao primeiro olhar indomável que depositou nela. Poderia ter depositado esse olhar após a subida

---

[20] LACAN, Jacques. (1972-1973) *O seminário, livro 20: Mais, ainda.* Trad. M.D. Magno. Rio de Janeiro: Jorge Zahar Editor, 1982, p. 113.
[21] LACAN, Jacques. (1974-1975) *O Seminário 22: RSI.* Inédito. Aula de 21 de janeiro de 1975.
[22] *Idem*, aula de 18 de fevereiro de 1975.
[23] *Idem, ibidem.*
[24] LACAN, Jacques. (1958-1959) *O Seminário, livro 6: O desejo e sua interpretação.* Rio de Janeiro: Jorge Zahar Editor, 2016, p. 70.

134 ◆ O DIABO E SUAS MÁSCARAS

do inferno-desejo? Poderia, esperando um pouco mais, mas não seria desejo; daí não estaria causado por ela. O olhar que não se doma é o do desejo. Portanto, não voltar o olhar para ela seria já não a querer mais.

É preciso ter um corpo para ex-sistir, e a Eurídice reencontrada era só um espectro, sem um corpo e virou pó — do pó viemos e ao pó voltaremos, diz o texto bíblico. Ou, com Ovídio, todos nos encaminhamos para a mesma morada. Sua falta de consistência é salientada pelo discurso de Fedro, no *Banquete*. Esse, que Lacan marcou em seu seminário, Fedro, a chamar Orfeu de covarde[25].

Ainda que acreditar haver apenas uma — Eurídice e mais ninguém — seja uma crença falaciosa, esse dom precioso — e também cômico, relembra Lacan — que é o amor se sustenta pelo que há detrás do muro. Ele equivoca *mur* (parede) com *amour*, marcando bem o objeto *a* como o que está por trás do muro-amor. Olhem bem o muro, diz Lacan, tem manchas de umidade, está um pouco sujo, tem buracos, sombras. Tudo isso com que se marca o muro não é apenas a fala, alega Lacan, mas discurso. "Eu já disse há pouco sobre a carta de (a)muro, tudo o que se escreve reforça o muro. Além do muro não há senão esse real, "o impossível de atingir além do muro"[26].

---

[25] "só os que amam sabem morrer um pelo outro... E o exemplo maior para Fedro é Alceste. A Orfeu, filho de Eagro, eles fizeram voltar sem seu objetivo, pois foi um espectro o que eles lhe mostraram da mulher a que vinha e não lha deram, por lhes parecer que ele se acovardava, citaredo que era e não ousava por seu amor morrer como Alceste." PLATÃO. *O banquete*. São Paulo: Abril Cultural, 1987, p. 13.
[26] LACAN, Jacques (1972) *O saber do psicanalista*. Inédito. Aula de 3 de fevereiro de 1972.

EURÍDICE, DUAS VEZES PERDIDA ◆ 135

O objeto *a*, causa do desejo, não é um objeto, não é Eurídice, é uma causa que causa sempre. O que sustenta o amor, e que o causa sempre, é o ser de gozo, *a-muro*. "Quando se trata de estruturar, de fazer a relação sexual funcionar por meio de símbolos, que é que cria obstáculos? É que o gozo se imiscui"[27]. Embora nas *Metamorphoses* o Orfeu de Ovídio tenha dito "deixando de lado os rodeios de um discurso mentiroso, [que] eu diga a verdade", não há como abordar o desejo sem rodeios, máscaras, atalhos, e a verdade e a mentira são como as duas faces do deus Jano. Escreverei assim: verdade + mentira = fixão. Assim, com x, para marcar a fixidez da repetição do gozo.

DOMAR O OLHAR

Na aula de 18 de fevereiro do seminário *RSI*, Lacan alega que há um domínio da função imaginária que se mantêm; o imaginário é grudento. O que o pintor quer com o que tece e borra em suas telas é domar o olhar — Lacan está falando em todas as suas aulas do trançado, tecido, escrito, rascunhado, para tentar escrever o que não cessa de não se escrever. Domar o indomável olhar foi o que Orfeu não conseguiu — ainda que perdesse Eurídice, o indomável objeto *a* causa e causará sempre. Trabalhando com os nós, Lacan marca que algo é fundamental na repetição: há uma consistência dos nós. Eles dão consistência inclusive ao corpo. "Um corpo tal como esse com que vocês se suportam, é muito precisamente esse algo que, para vocês têm o aspecto do ser que resiste,

---

[27] LACAN, Jacques. (1971) *O Seminário, livro 18: De um discurso que não fosse semblante*. Rio de Janeiro: Jorge Zahar Editor, 1999, p. 101.

136 ◆ O DIABO E SUAS MÁSCARAS

o que consiste antes de se dissolver"[28]. Se não tem isso, um corpo se dissolve, escorre, como nos desenhos de Salvador Dalí — e que Gala fez função de sintoma, amarrando os três registros para ele — e que Eurídice não conseguiu, pois não teve a consistência de ter um corpo. A Eurídice reencontrada era só um espectro, sem consistência, sem corpo, sem um imaginário que daria consistência a sua ex-sistência.

Quando Orfeu ameaçou ao senhor dos infernos — que se não lhe desse a amada em usufruto, ele permaneceria ali —, Plutão pode ter lhe dito sim como a dizer: vai-te daqui! Melhor deixá-lo levar a esposa do que ter esse obstinado cantor das harmonias aqui a infernizar-me. Estou escrevendo isso de uma forma um tanto jocosa, mas acho que há aí duas forças contrárias. Afinal, Orfeu, com suas notas, parava o correr do tempo e interrompia o fio do destino de todos. Assim, escrevera Ovídio: "Enquanto entoava este canto e tangia as cordas a acompanhar os versos, as exangues sombras choravam, Tântalo parou de colher a água que lhe voltava a fugir, parou a roda de Ixíon, nem as aves devoravam o fígado, as netas de Belo deram descanso às urnas, e tu, Sísifo, sentaste-te na tua pedra"[29].

Plutão quis que Orfeu fosse cantar em outra freguesia. Cantar, para Hesíodo, em sua *Teogonia*, é organizar o mundo,

---

[28] LACAN, Jacques. (1974-1975) *O Seminário 22: RSI*. Inédito. Aula de 18 de fevereiro de 1975.

[29] OVÍDIO. *Metamorphoses*. Trad. Domingos Lucas Dias. São Paulo: Editora 34, 2021, p. 529. Também por isso poderíamos fazer a analogia de Orfeu com o analista: ele propicia interromper o *daímôn* estabelecido pelos deuses — estes que são do real, sustenta Lacan; os deuses antigos são do real, não o Deus cristão (LACAN, Jacques. *O Seminário, livro 8: A transferência (1960-1961)*. Rio de Janeiro: Jorge Zahar Editor, 1992, p. 50) — e construir um destino pulsional diferente. Um Sísifo que não precisasse mais, infinitamente, carregar seu rochedo às costas e que pudesse fazer outra coisa com sua pedra-sintoma, sentar-se nela, por exemplo.

colocar memória e luminosidade. Com tudo isso, sustento que Orfeu iria destruir o Inferno, ficando lá. Ou melhor, iria construí-lo, iluminá-lo com seu canto. Colocar luz, memória, história. O Tártaro, moradia infernal, é aparentado ao Kháos. Diferente de Eros, potência que preside à criação por união amorosa, o Caos pertence à esfera do não-ser, "são potências tenebrosas, são forças de negação da vida e da ordem"[30]. O que Orfeu faz a Plutão é uma ameaça: ou ela sobe comigo ou desço para cá. E trago para cá o meu canto, como um citaredo que sou, trago a luminosidade, a memória. E trago a palavra de *Erós,* que é um conjunto de símbolos. O fato de Orfeu ser um poeta e um músico quer dizer que, com o seu cantar, é um porta-voz das musas. Com isso, poderíamos colocar Plutão como o Caos, a pulsão de morte, o real em contraponto ao canto, como o que coloca símbolos no mundo. É claro que ele não seria bem-vindo no Inferno; ele é ser, ele é função e campo do canto e da linguagem no Tártaro.

Embora mantenha várias perguntas sem respostas para esse mito de Orfeu,[31] vou encerrar com mais uma definição

---

[30] Jaa Torano, professor de língua e literatura da USP, que apresenta a Teogonia de Hesíodo que tenho em mãos, sustenta essa teoria. In: HESÍODO. *Teogonia.* São Paulo: Iluminuras, 2017, p. 42.

[31] Com tudo que li sobre o mito de Orfeu, ficaram-me várias perguntas sem respostas. Compartilho-as aqui:

a) As mulheres da Trácia, por terem sido muito repelidas por ele, que não saía de seu luto por Eurídice e, também, segundo Ovídio, porque ele se absteve de amar as mulheres e passou a transferir sua afeição aos jovens meninos, num ritual báquico, o mataram e desmembraram. Sua cabeça e lira foram jogadas no rio Hebro e os ventos e ondas os levaram até a Ilha de Lesbos. Logo essa ilha! É para dizer que foram as lesbianas que o mataram? Mas será que elas teriam interesse nele?

b) Ovídio, nas *Metamorphoses,* marca que depois de perdê-la pela segunda vez, Orfeu "passou a ensinar os povos da Trácia a transferirem seu amor para os rapazinhos". OVÍDIO. *Metamorphoses.* Trad. Domingos Lucas Dias. São Paulo:

do Diabo. Desta vez, em contraposição a Orfeu, ele é não-ser, caos, o que desfaz os laços simbólicos e apaga a memória.

Editora 34, 2021, p. 533. Figura lendária tão antiga, a de Orfeu, tanto que ele esteve na expedição dos Argonautas e segundo o poeta Fanocles, nessa expedição, ele gostava e fazia à corte a um rapaz, Calais. Depois da morte de Eurídice, voltou para os rapazes. Eurídice foi um hiato heterossexual em sua vida? Uso aqui a palavra heterossexual como Lacan o faz em "O aturdito": heterossexual é quem ama uma mulher.

FANTASIA E DESEJO[1]

Tudo que é demoníaco está entre o divino e o mortal
O banquete, PLATÃO

Na aula 21 do seminário 6, *O desejo e sua interpretação*, Lacan denuncia toda uma condução da técnica analítica que tende a reduzir o sujeito às funções da realidade. Ironicamente, chama isso de uma articulação "ao mundo dos advogados americanos"[2]. Isso seria uma tentativa de persuasão condenada ao fracasso, já que o lugar ocupado pela fantasia fundamental institui uma dimensão de ser que "talvez seja tão incômoda de carregar quanto a mensagem de Hamlet". E a partir daí, ele se pergunta como nós, analistas, devemos operar. Para além de paz e sabedoria, qual a nossa missão? "Qual é nossa missão, qual é, afinal de contas, o nosso

---

[1] O conceito de fantasma em Lacan tem duas traduções possíveis em português: fantasma e fantasia. É uma questão longa, antiga e sem consensos. Não me deterei aqui nela, já tem muitos artigos, extratos de livros de tantos autores a debater o problema da tradução. Optei por usar a palavra fantasia e não fantasma. Sigo as traduções feitas nos *Escritos*, nos *Outros Escritos* e no recentemente traduzido Seminário 6, *O desejo e sua interpretação*.
[2] LACAN, Jacques. (1958-1959) *O Seminário, livro 6: O desejo e sua interpretação*. Rio de Janeiro: Jorge Zahar Editor, 2016, p. 417.

140 ◆ O DIABO E SUAS MÁSCARAS

dever? Aí está a questão que coloco falando da interpretação do desejo"[3].

No seminário 6, sobre o desejo, Lacan já aponta o tema do próximo ano: uma posição ética do psicanalista. Para além de uma persuasão, que ao final desse mesmo seminário se chamará de normatização, proposta por certas teorias que se apoiam nas funções da realidade e no encontro com um objeto harmônico, Lacan vai tecer sua teorização sobre a fantasia fundamental e sua relação com o desejo. Na pré-história de sua construção do objeto *a*, o desejo já está para Lacan como a essência do sujeito — seguindo Freud —, de um sujeito constituído como corte, e de um objeto construído na hiância, no espaço entre dois significantes. Nesse vazio está o cerne da construção teórica de Lacan. "A ideia de Lacan é que justamente a partir desse vazio que se produz o ordenamento da relação do sujeito com seus objetos", sustenta Izcovich em seu seminário *Les usages du fantasme*[4]. É isso que permite a ética da clínica: muito diferente de uma normatização do sujeito, que encontra sua harmonia, a política de um analista que mostra em ato ser lacaniano não pode ser outra que sua falta-a-ser. Nada de harmonias para o analista-Orfeu. É isso que pretendo mostrar na clínica.

PROMOVER O CASAMENTO FELIZ COM O OBJETO LEVA AO PIOR

Uma menina está vivendo seu drama edipiano e, diante de sua demanda fálica ao pai, espera a chegada de um bebê

---

[3] *Idem*, p. 418.
[4] IZCOVICH, Luis. *Les usages du fantasme*. Cours de Collège Clinique de Paris. Année 2006-07, p. 14.

FANTASIA E DESEJO ◆ 141

dele. Seu analista interpreta que, por ela estar em análise, estava "mais esclarecida do que uma outra quanto ao que se passava em seu inconsciente"[5]. Depois dos esclarecimentos que ele, analista, havia lhe dado, ela perguntava se seu bebê já havia chegado, "e se era para hoje ou para amanhã. E era encolerizada e aos prantos que perguntava isso a cada manhã"[6]. Este é um exemplo que Lacan nos dá no seminário 4, *A relação de objeto*, para sustentar essa confusão entre frustração, privação e castração nos autores que enfatizam a relação de objeto e almejam para o paciente a passagem de um estádio pré-genital a um genital, visto como um encontro com um objeto harmônico, promessa de felicidade e maturidade. "Se a harmonia não fosse coisa problemática, não haveria análise em absoluto"[7].

Ele segue nessa denúncia dos analistas que tomam a situação analítica como uma situação real, que atacam as frustrações e assim reduzem o imaginário ao real. É uma interpretação analítica para o pior. Uma menina esperando todo dia um filho do pai que lhe vai chegar é um exemplo disso. Há mais um exemplo destacado por Lacan nesse seminário, e que trataremos a seguir: Lacan nos apresenta o caso de uma perversão transitória, publicado por Ruth Lebovici, em que o índice de cura do paciente tomado pela analista é quando ele sente o cheiro de sua urina[8].

---

[5] LACAN, Jacques. (1956-1957) *O Seminário, livro 4: A relação de objeto*. Rio de Janeiro: Jorge Zahar Editor, 1995, p. 99.
[6] *Idem, ibidem*.
[7] *Idem*, p. 25.
[8] LEBOVICI, Ruth. "Perversão sexual transitória no decorrer de um tratamento analítico". In: *Hans e a fobia*. Revista da Letra Freudiana, n. 24, p. 168.

142 ◆ O DIABO E SUAS MÁSCARAS

Yves, paciente de Ruth Lebovici, apresenta fobias e uma ideia obsedante principal: ser grande demais e ridículo. O objeto fóbico só é descoberto em um segundo momento da análise: um homem de armadura, que carrega consigo um instrumento de *spray* inseticida. Deixaremos todo o histórico do caso de lado, e também seu diagnóstico — muito apurado, diz Lacan —, e tomaremos a cena fundamental: em uma ocasião, na infância, ia com a mãe e outra mulher visitar o pai em um porto da Normandia. Ele estava servindo na guerra. Em determinado momento, a mulher se abaixa e começa a urinar. É a primeira cena de que ele se recorda e que marcará um gozo: uma vendedora de peixes urinando. Ficará não apenas detido na imagem da mulher urinando, mas em suas pernas. Depois dessa cena, recordará em análise como ficava olhando as pernas da empregada da casa. E olha também as pernas da analista. Há uma predominância do olhar, é isso que desencadeará, em análise, seu voyeurismo: olhar as mulheres urinando, olhar suas pernas. Durante todo o tempo da análise tem uma mulher que ele chama de sua amante, uma mulher bem mais velha, arranjada pela mãe. Os sonhos do paciente giram em função de sua cena fantasmática: sonha com mulheres urinando, urinando sobre as fezes da analista, por exemplo. Lembra da mãe o repreendendo porque urinou fora do vaso. Tem a ideia obsessiva de que vai urinar no divã da analista. E em uma das sessões sente cheiro de urina na sala, o cheiro da urina de sua analista. A urina desliza, ordenando a cadeia significante. A urina e o olhar, como causa de desejo: $\mathcal{S} \Diamond a$.

As interpretações de Ruth Lebovici são um verdadeiro acosso ao sujeito. Ele conta um sonho da infância, com a vendedora de peixes amiga de seus pais, em que queria transar

FANTASIA E DESEJO ◆ 143

com ela, mas é impedido por outra mulher. A interpretação da analista: "é mais fácil olhar do que ter relações sexuais com ela"[9]. É a primeira interpretação de várias que o empurrarão ao *acting-out*. Começam a surgir fantasias baseadas no voyeurismo. Lebovici mostra a Yves, a partir de seu sonho, que ele tem uma posição regressiva diante da mãe, da amante e dela, a analista. O efeito disso: ele só se curaria se tivesse relações sexuais com ela, a analista. Ao que ela responde: que ele estava brincando de se amedrontar com um acontecimento que ele sabia que nunca iria ocorrer. Ela, com essa interpretação, trata o imaginário como real. É só a partir daí que ele tem "a impressão de perceber um odor de urina e exprimiu o desejo de beber a urina da analista"[10]. Sua leitura do caso é que a análise lhe permitiu dar um passo além de suas fantasias perversas, realizando a situação edipiana com a analista e seu marido — ele sabia que o marido da analista tinha consultório no mesmo prédio — e assim "as trocas de objetos parciais com a analista começaram a perder intensidade e a serem desinvestidas"[11].

São exemplos, este de Ruth Lebovici e o anterior, da menina esperando o filho do pai, de que ter como meta de um tratamento analítico alcançar o amor genital leva ao pior. Lebovici entendera o voyeurismo de seu paciente como uma fixação pré-genital e não que sua interpretação o tinha empurrado a essa "perversão transitória". Orientar a libido para um objeto que seria satisfatório se assemelha à filosofia. Lacan chama de tradição hedonista da moral.

---

[9] *Idem*, p. 171.
[10] *Idem*, p. 170.
[11] *Idem*, p. 174.

144 ◆ O DIABO E SUAS MÁSCARAS

"Mas daí, de que então desejam vocês curar o sujeito? [...] curá-lo das ilusões que o retém na via de seu desejo"[12]. Essa prática da moral, que Lacan denuncia, não percebe os paradoxos do desejo. Os desejos são exilados do campo próprio do homem.

O DESEJO DO OUTRO: UM CODICILO TATUADO NA CABEÇA

No seminário 6, Lacan ainda está na pré-história do objeto *a*, e mais ainda no seminário 4, no qual fez seus comentários do caso clínico relatado por Ruth Lebovici. Caso contrário, ficaria evidente para ele o papel do objeto *a* como causa de desejo em questão na transferência, bem como que ela, Lebovici, não entendia ter de ser o suporte: uma mulher urinando. Ou também, urinada, com pênis, com pernas de fora e mais velha. Enfim, todos os deslizamentos da cena fantasmática.

Meses após a escrita de "A direção do tratamento", Lacan começou a dar seu seminário sobre *O desejo e a sua interpretação*. Nele, trabalha vários sonhos para mostrar como o desejo se mostra: do paciente de Freud, que logo após a morte do pai, sonha que ele está vivo e não sabe que morreu; de Anna Freud, sonhando que come os morangos que lhe foram interditados durante o dia; do paciente masturbador de Ella Sharpe e, ainda, trabalha a impossibilidade de desejar, em *Hamlet*.

No capítulo três de sua *Interpretação dos sonhos*, intitulado "O sonho é a realização de desejo", Freud analisa o sonho de

---

[12] LACAN, Jacques. (1959-1960) *O Seminário, livro 7: A ética da psicanálise*. Rio de Janeiro: Jorge Zahar Editor, 1991, p. 267.

FANTASIA E DESEJO ◆ 145

Anna Freud com os morangos. Conta-nos que ela tinha 19 meses de idade, teve uma crise de vômito durante o dia e, em consequência, ficou sem alimentos o resto do dia. Sua babá atribuiu o mal-estar da menina a uma indigestão com os morangos. "Durante a noite, nesse dia de fome, ouvia-se que ela gritava excitadamente enquanto dormia: 'Anna Fewnd mo-rranga, moranga sivestras, ombleta, podim!'"[13]. Freud entende que ela se vinga no sonho contra o veredito indesejável. Nessa tradução que tenho, não é marcado que, em alemão, o sujeito faz um deslizamento pela similaridade dos fonemas nos sonhos. Freud explica que, àquela época, Anna tinha o hábito de usar seu próprio nome para tomar posse de algo[14].

Os comentários de Lacan sobre o sonho de Anna Freud com morangos são de que a sonhadora desfia a cadeia de significantes jogando com a homofonia, e que algo foi perdido, os morangos, e ficou só seu traço significante. Lacan também deu o exemplo, seguindo seu ensino sobre O desejo e sua interpretação, da pegada de Sexta-feira, referindo-se a Robinson Crusoé, para afirmar que é isso o significante: a pegada. Cito: "aquilo que o homem deixa atrás de si é um significante, é uma cruz, é uma barra enquanto barrada, enquanto recoberta por uma outra barra por um lado,

---

[13] Freud escreveu em alemão da seguinte forma: "Anna F.eud, Er(d)beer, Hochbeer, Eier(s)peis, Papp".

[14] Resta saber, então, se sua lista de posses, que começa com seu nome, depois segue com os morangos, morangos silvestres, prato de ovo e finaliza com Papp, o Papp, sua posse final é pudim ou Papi, pai. Sua posse final, no deslizamento significante é um Papp-pai-pudim? No mesmo sentido em que Freud escreveu a Fliess: Habemus Papam? FREUD, Sigmund. (1900) A interpretação dos Sonhos. In: FREUD, Sigmund. Edição Standard Brasileira, Vol. IV. Rio de Janeiro: Imago, 1976, p. 139

146 ◆ O DIABO E SUAS MÁSCARAS

que indica que, como tal, ela está apagada"[15]. Seminário difícil de ser entendido, esse 6, pois embora seja sobre o desejo que desliza na cadeia significante, que pede para ser interpretado, é sobre um desejo que tem sua marca de ignorância absoluta, que é exilado, evanescente e que, no final, aponta para o *me funai*. Antes não ter nascido é o destino do saber, caso o sujeito saia de sua posição de "ele não sabia". Esse é o drama de Hamlet, diferente do de Édipo. Lacan já aponta aí mesmo, ainda no início da série de seminários, "a pegada do real" que construirá a partir dos próximos.

Carmen Gallano, em sua leitura desse seminário lacaniano, enfatiza sua importância, pois é nele que Lacan constrói o matema da fantasia para, nos seminários seguintes, esvaziá-lo dos "avatares episódicos do objeto *a*" constituídos no fantasma, e fazer do objeto *a* um operador algébrico na lógica do fantasma[16].

Lacan sustenta que é um "desejar a morte na medida em que nada é mais intolerável do que a existência reduzida a ela mesma, essa existência além de tudo o que a pode sustentar; essa existência sustentada propriamente na abolição do desejo"[17]. Nessa abolição, nesse ponto último de "ignorância derradeira", o sujeito encontra sua salvação. E sua salvação

---

[15] LACAN, Jacques. (1958-1959) *O Seminário, livro 6: O desejo e sua interpretação*. Rio de Janeiro: Jorge Zahar Editor, 2016, p. 96.

[16] GALLANO, Carmen. "El ser fallido del fantasma". In: *El deseo. Textos y conferencias*. Colegio de Psicoanálisis de Madrid. Madri: Carmen Gallano, p. 45. Aqui mantenho a palavra fantasma e não fantasia, seguindo a tradução que a autora fez do francês para o espanhol.

[17] LACAN, Jacques. (1958-1959) *O Seminário, livro 6: O desejo e sua interpretação*. Rio de Janeiro: Jorge Zahar Editor, 2016, p. 112.

FANTASIA E DESEJO ◆ 147

é sua fantasia fundamental, uma sombra, "um véu que lhe permite continuar a ser um sujeito de fala"[18].

Na leitura que Lacan faz do sonho do paciente freudiano, trata-se de interpor essa imagem do objeto como suporte de um véu, de uma "ignorância perpétua, de um apoio dado a isso que era em suma até aí o álibi do seu desejo"[19]. A frase de Freud que está na *Interpretação dos sonhos*, e que Lacan a retoma em seu seminário 6, é "O desejo indestrutível modela o presente à imagem do passado"[20]. É a transferência que lhe permite isso.

O sujeito marca seu desejo por signos, mas trata-se justamente "de que o Outro não marca seu capricho por signos e que não há signos suficientes da boa vontade do sujeito, senão a totalidade dos signos onde ela subsiste, que não há — na verdade — outro signo do sujeito que o signo de sua abolição de sujeito"[21].

Marcar o desejo por signos é manter o deslizamento da cadeia significante, preservando suas condições de metonímia. Lacan define a fantasia e o ser do sujeito na sua relação com o desejo e, posteriormente, define a fantasia como a janela para o real. Não há outra maneira de apreender o real senão pela fantasia. Que o sujeito possa ir além dessa janela, não sendo mais persuadido pela sua fantasia, é o que se espera de uma análise. Mas para tal é necessária a aposta em ato de um analista. Em "A direção do tratamento e os princípios de seu poder", Lacan escreve sobre seu paciente

---

[18] *Idem*, p. 110.
[19] *Idem*, p. 109.
[20] *Idem*, p. 102.
[21] *Idem*, p. 119.

148 ◆ O DIABO E SUAS MÁSCARAS

que está no fim da análise e que, impotente com a amante, demanda a ela que durma com outro homem. Ela faz um sonho em que tem um falo sob suas roupas. Pela demanda do paciente à amante, Lacan afirma que o que ele pede ao analista — a ele, Lacan — é que ratifique sua homossexualidade recalcada. Lacan se interroga: "que interpretação cabe aqui?" E responde com uma longa explanação, que resumirei assim: nenhuma, pois qualquer resposta à demanda é sugestão.

Em "Subversão do sujeito", Lacan marca que desde as matemáticas gregas, o nascimento do sujeito é feito por desvios. Deixemos à psicologia a denúncia da exploração social. Esse destino está "irremediavelmente selado"[22] para a psicologia, escreve Lacan. Já a psicanálise, seu objeto, o inconsciente, encontram seu regime nos mais radicais efeitos da linguagem: metáfora e metonímia. Assim, o inconsciente precisa ter tomado ao pé da letra.

Dizer "uma cruz no meio do caminho" também remete à sepultura, isso que nos dá mostras de que por ali passou um ser humano que marcou o caminho com os signos. E, também, que se está inserido em um discurso em que a morte garante sua existência[23]. Como um codicilo tatuado na cabeça. E sem trazer nesse grilhão que o condena à morte "nem o sentido nem o texto, nem em que língua ele está escrito, nem tampouco que foi tatuado em sua cabeça raspada enquanto dormia"[24]. Que exemplo é esse que Lacan nos dá? Um codicilo, isso que o condenado à morte deixa de

---

[22] LACAN, Jacques. (1960) "A subversão do sujeito e a dialética do desejo". In: LACAN, Jacques. *Escritos*. Rio de Janeiro: Jorge Zahar Editor, 1998, p. 812.
[23] *Idem*, p. 816.
[24] *Idem*, p. 818.

FANTASIA E DESEJO ◆ 149

indicações sobre seu enterro, suas disposições especiais do que fazer com seus bens, suas roupas, seus objetos de menos valor, que geralmente não estão no testamento. No geral, escrito de próprio punho. Mas de menor valor, segundo o jurídico. Um álbum de fotos; os acontecimentos importantes presentificados nos porta-retratos; os desenhos antigos das cidades por onde passou; uma miniatura de um homem feniciano que ganhou de um jovem libanês com o qual conversou em um trem; uma camiseta do Havaí comprada para o irmão, que morreu seis meses depois e, posteriormente, resgatada entre seus pertences; uma rosa ganhada de um homem que amou e colocou para secar dentro de um livro. Está lá, o livro, como um túmulo de uma rosa seca, eternizando um amor que também já virou pó. São só exemplos que esta autora dá para mostrar que um codicilo não tem valor jurídico algum. Nenhum. Zero. Um conjunto de restos, que sequer estão tatuados na cabeça raspada, como no exemplo que Lacan deu. Estão tatuados na alma, condicionando uma existência.

Mas se Lacan dá esse exemplo para o codicilo, uma tatuagem na cabeça raspada, é para salientar como os significantes marcam o corpo. A inscrição no corpo feita pelo Outro. É do Outro que o sujeito recebe a mensagem que emite. O dito do Outro legifera, sentencia, é oráculo[25]. E o eu ideal, função imaginária, especular, de imponência, mascara a duplicidade se apoiando no traço unário do ideal de eu. Mais adiante de seu ensino, no seminário 14 sobre *A lógica da fantasia*, Lacan o dirá de outra forma: "A realidade

---

[25] *Idem*, p. 822.

150 ◆ O DIABO E SUAS MÁSCARAS

humana não é nada mais do que a montagem do simbólico e do imaginário"[26]. A fantasia é o estofo do eu, escreveu Lacan em "Subversão do sujeito", além de reguladora do desejo. Também nessa aula supracitada do seminário 14, Lacan sustentou, apoiando-se na frase de Spinoza, que "o desejo é a essência do homem"[27]. Ao "eu não sou", o "penso" entra como complemento.

"A psicanálise postula que o inconsciente, onde o "eu não sou" do sujeito tem sua substância, é invocável pelo "eu não penso" como aquele que imagina ser senhor de seu ser, isto é, não ser linguagem"[28]. Assim, o impasse do sujeito revela sua verdade, sustenta Lacan: a falta-a-ser que constitui a alienação. Ele ocupa o lugar da castração, esse "órgão da ausência" em que se transforma o falo[29]. Esse sujeito é manejável pelo continente que cria, restos que atestam o efeito da linguagem e que ele, Lacan, promove como "objetos *a*". "É do vazio que os centra, portanto, que esses objetos retiram a função de causa em que surgem para o desejo"[30]. E exercem sua função por serem solidários da fenda. Nessa fenda, de sua falta-a-ser, o sujeito faz uma díade — assume o engodo de sua própria verdade. "Essa é a estrutura de sua fantasia, notada por nós com

---

[26] LACAN, Jacques. (1966-1967) *O Seminário 14: A lógica da fantasia*. Inédito. Aula de 16 de novembro de 1966.

[27] *Idem, ibidem.*

[28] LACAN, Jacques. (1967) "A lógica da fantasia. Resumo do Seminário de 66-67". In: LACAN, Jacques. *Outros Escritos*. Rio de Janeiro: Jorge Zahar Editor, 2003, p. 324.

[29] *Idem, ibidem.*

[30] *Idem*, p. 325.

FANTASIA E DESEJO ◆ 151

o parêntese, cujo conteúdo deve ser pronunciado: S barrado punção de *a*"[31]. Inicio e termino esse capítulo com o seminário 6, sobre o desejo. Nele, já em sua primeira aula, Lacan começa com o Diabo. Conta uma anedota relatada por Charles Darwin, ouvida de um tal Sydney Smith, que a conta com toda a tranquilidade (*placidly*): "Chegou-me aos ouvidos que a querida velha Lady Cork escapou dessa"[32]. Em inglês, disse *to be overlooked*, literalmente, "o olho passou sobre você". Ela foi esquecida pela morte. Lacan marca que o nome do Diabo não foi citado, mas ninguém teve dúvidas que era Dele que se tratava. E Darwin escreveu que ficou surpreso que o Diabo não tenha aparecido em nenhum lugar na fala, porém estava lá: "o arrepio do Diabo percorreu a assembleia"[33]. "E Darwin se perguntou como Diabos ele fez isso?"

As perguntas de Lacan são outras: Mas por que o Diabo? O que ele escancara? Ao que responde que o Diabo é uma personagem que tem a "mesma igualação terminal do senhor absoluto", é uma fantasia que alguém possa ser esquecido pela morte. A personagem que comunica que a velha senhora foi esquecida pela morte, o diz tranquilamente, como se fosse um destino. Mas Lacan marca que o destino "não é o Diabo, é a morte, e esta, mais dia menos dia, chegará"[34]. Assim, encerro aqui salientando que o Diabo é uma fantasia, um véu que esconde o Senhor Absoluto que é a morte.

---

[31] *Idem, ibidem.*
[32] LACAN, Jacques. (1958-1959) *O Seminário, livro 6: O desejo e sua interpretação.* Rio de Janeiro: Jorge Zahar Editor, 2016, p. 29.
[33] *Idem*, p. 30.
[34] *Idem*, p. 32.

AS MÁSCARAS DO DESEJO E DO SINTOMA

Prestes a subir no palco do mundo,
avanço mascarado...

DESCARTES, em carta a Isaac Beeckman

Há tantas máscaras quantas insatisfações, afirma Lacan em sua aula de 16 de abril de 1958. Nessa aula do seminário 5, *As formações do inconsciente*, ele havia falado sobre as máscaras do sintoma e sustentou que o desejo está ligado a alguma coisa que é sua aparência, a máscara[1]. É uma questão essencial que temos na experiência analítica, diz Lacan, essa relação entre o desejo e aquilo de que ele se reveste.

Lacan toma a máscara como algo que encobre o desejo e o sintoma, que aparecem de forma ambígua. Com os exemplos de Elizabeth von R., de Hamlet e também da literatura, mostraremos o caráter mascarado do desejo. A análise serve para comprovar esse caráter vagabundo, fugidio e inapreensível

---

[1] LACAN, Jacques. (1957-1958) *O Seminário, livro 5: As formações do inconsciente.* Rio de Janeiro: Jorge Zahar Editor, 1999, p. 337.

154 ◆ O DIABO E SUAS MÁSCARAS

do desejo, alega Lacan. É o que faz com que ele diga: o desejo é mascarado. Poderemos desmascará-lo algum dia?

ELIZABETH VON R., O SINTOMA MASCARADO

Além do desejo, também o sintoma se apresenta sob uma máscara paradoxal. Ele é uma satisfação às avessas[2]. Lacan retoma o caso de Elizabeth von R., descrito por Freud nos *Estudos sobre a histeria*, para dizer que seu sintoma é uma máscara de dupla identificação: com a irmã e com o cunhado. Lacan reafirma que a identificação histérica pode subsistir assim, em diversas direções. Em Elizabeth, é dupla. Mas ele também salienta que, no caso, "o sujeito se interessa, [ele] está implicado na situação de desejo, e é essencialmente isso que é representado por um sintoma, o que traz, aqui, a ideia de máscara"[3].

Elizabeth von R. chega a Freud após a morte da irmã. O pai também tinha morrido um tempo antes, ambos de uma doença cardíaca. Ela havia sido a enfermeira do pai, que colocava a perna sobre a dela para que ela fizesse os curativos. Poderia ter feito o sintoma de astasia-abasia logo após a morte do pai. Não o fez. Continuou cuidando da mãe. Era mais próxima de uma irmã, gostava do cunhado, era atencioso e não se interpunha ao poderio que Elizabeth passou a ter na família, após a morte do pai. Ela era "amigo e confidente" do pai — "no masculino, pois é como filho, e não como uma filha, que seu pai a considerou desde o início"[4]. Ela se

---

[2] *Idem*, p. 331.
[3] *Idem*, p. 337.
[4] ANDRÉ, Serge. *O que quer uma mulher?* Rio de Janeiro: Jorge Zahar Editor, 1987, p. 123.

AS MÁSCARAS DO DESEJO E DO SINTOMA ◆ 155

insurgiu contra o casamento, pois restringiria sua liberdade, escreve Freud. O pai morre, a irmã também, o cunhado que era o mais apreciado pelas mulheres da família, quando ficou viúvo, se afastou da família da esposa morta. E é somente daí que as dores de Elizabeth aparecem.

> Eis aqui, portanto, a infeliz história dessa moça orgulhosa, que queria amor. Incompatibilizada com o seu destino, amargurada pelo fracasso de todos os seus pequenos esquemas para o restabelecimento das antigas glórias da família, com todos os que amava mortos, distantes ou separados, despreparada para refugiar-se no amor de algum homem desconhecido, vivera dezoito meses numa reclusão quase completa, não tendo nada a ocupá-la senão os cuidados com a mãe e com suas próprias dores.[5]

Freud escreve sobre ela da maneira que poderia fazer caso fosse a personagem de um romance. Mas, para além do tom romanesco deste parágrafo, o que ele busca é a decifração do sintoma. Apostava que a decifração do sintoma caminharia no sentido do reconhecimento do desejo, mas percebia nele um ponto de interrogação, um X, um enigma, revestindo-se de uma máscara[6].

Nessa aula do seminário 5 que usamos como referência sobre a máscara, Lacan salienta que estamos no momento inicial de criação da psicanálise, de instauração de um

---

[5] FREUD, Sigmund. (1895) "Estudos sobre Histeria" In: FREUD, Sigmund. *Edição Standard Brasileira*, Vol. II. Rio de Janeiro: Imago, 1976, p. 193.
[6] LACAN, Jacques. (1957-1958) *O Seminário, livro 5: As formações do inconsciente*. Rio de Janeiro: Jorge Zahar Editor, 1999, p. 338.

156 ◆ O DIABO E SUAS MÁSCARAS

discurso na cultura. Aqui, Freud comete com Elizabeth o mesmo erro que cometerá, posteriormente, com Dora: direcionar seu desejo para um objeto — no primeiro caso, para o cunhado; no segundo, Dora, para o Sr. K. O desmascaramento do sintoma aponta para o reconhecimento do desejo, mas a máscara do desejo é diferente.

Lacan retoma o texto de Freud sobre as escolhas amorosas de um homem e a diferença entre a mãe e a prostituta, para dizer que o que se vai buscar na prostituta é o falo, o falo anônimo.

> Há nisso alguma coisa de problemática, sob uma forma enigmática, sob uma máscara, que liga o desejo a um objeto privilegiado, cuja importância só fizemos aprender a conhecer ao acompanhar a fase fálica e os caminhos pelos quais é preciso que a experiência subjetiva passe, para que o desejo possa encontrar-se com seu desejo natural".[7]

Esse "desejo natural", ele vai explicar mais adiante: o desejo está marcado pela alienação essencial ao outro. E, além disso, passa pela necessidade de um intermediário, um significante especial, eleito: o falo. É um "desfiladeiro essencial que faz com que seja apenas por uma certa posição assumida em relação ao falo"[8].

Nessa aula do seminário 5, sua definição é de que o falo é esse significante de uma falta no Outro. Essa aula foi dada vinte dias antes de Lacan escrever seu texto "A significação

---

[7] *Idem*, p. 339.
[8] *Idem*, p. 340.

AS MÁSCARAS DO DESEJO E DO SINTOMA ◆ 157

do falo". Se ele está às voltas com o sintoma, o desejo, o falo e as máscaras, é porque assim ele define o falo: uma máscara privilegiada. Por mais que as necessidades estejam submetidas às demandas, elas retornam ao sujeito alienadas, pois passam pelo Outro. "Esse privilégio do Outro, assim desenha a forma radical do dom daquilo que ele não tem, ou seja, o que chamamos de seu amor"[9].

Ao final do artigo "A significação do falo", Lacan retorna à função da máscara, na medida que ela domina as identificações[10]. O falo é a máscara por excelência. Uma máscara que se conjuga com o advento do desejo.

Uma máscara é um revestimento, diz Lacan. Acompanhando seu ensino, também podemos chamá-la de vestimenta, vestido. Um muro. Uma vestimenta que faz com que a periquita de Picasso só se enamore dele quando estiver vestido. Sem a máscara, a vestimenta, o muro, a armadura, é o gozar de um corpo. E isso não deixa claro o que é o amor[11].

O AMOR MASCARADO

Com Freud, creio poder chamar a máscara de um destino pulsional. Ele dá o exemplo de um destino, o de Tancredo e Clorinda. *Jerusalém libertada* foi citada por Freud em *Além do princípio do prazer*. Escrita em 1581, ambientada no tempo das Cruzadas, da guerra entre pagãos e cristãos, assim vista pelo seu autor Torquato Tasso, italiano, cristão, que a

---

[9] LACAN, Jacques. (1958) "A significação do falo". In: LACAN, Jacques. *Escritos*. Rio de Janeiro: Jorge Zahar Editor, 1998, p. 697.
[10] *Idem*, p. 702.
[11] LACAN, Jacques. (1972-1973) *O seminário, livro 20: Mais, ainda*. Trad. M.D. Magno. Rio de Janeiro: Jorge Zahar Editor, 1982, p. 125.

158 ◆ O DIABO E SUAS MÁSCARAS

escreveu morrendo de medo que algo desgostasse a Inquisição e que ele próprio fosse considerado pagão.

Em *Jerusalém libertada*, a máscara é uma armadura. Clorinda, a pagã, que usa uma armadura para ficar forte e "poder no perigo aventurar-se", consegue energia e amor ardente quando a usa. Tancredo mata Clorinda em um duelo, quando ela estava disfarçada de cavaleiro. Tirando a armadura do suposto cavaleiro que ferira, vê o corpo casto da donzela — terá daqui saído a inspiração para Diadorim?[12] — e, com ela morta nos braços, sente-se condenado a um indigno existir, a viver em memória dos amores infelizes. No canto seguinte da epopeia, abre caminho numa estranha floresta mágica que aterroriza o exército dos cruzados. Com a espada faz um talho em um cipreste e ouve lamentar-se a voz de Clorinda: "novamente me mataste!" Na árvore, estava aprisionada a alma de sua amada. Ao que o narrador nos diz: "hábil guerreiro, só débil para o amor foi". Deixa-se iludir por falsas imagens. No aspecto amoroso, Tancredo é como todos, embora nem todos sejam hábeis guerreiros. A isso, Freud chama um destino: "a perpétua recorrência da mesma coisa"[13].

Lacan afirma no seminário 20, *Mais, ainda*, que o amor baseia-se numa certa relação entre dois saberes inconscientes, apontando que o sujeito aproxima-se de seu objeto na condição de que não o saiba, que esse saber é do

---

[12] Diadorim morta, seu corpo sendo limpo, numa palidez tamanha, só nessa hora Riobaldo descobre que Diadorim era mulher. E chora em seu desespero e diz: "A vida da gente nunca tem termo real." ROSA, João Guimarães. *Grande Sertão: Veredas*, vol. 2. Rio de Janeiro: Nova Fronteira, 2017, p. 357.

[13] FREUD, Sigmund. (1920) "Além do princípio do prazer" In: FREUD, Sigmund. *Edição Standard Brasileira*, Vol. XVIII. Rio de Janeiro: Imago, 1976, p. 36.

AS MÁSCARAS DO DESEJO E DO SINTOMA ◆ 159

inconsciente. "No baile dos incoerentes do amor, é preciso uma máscara para apreender o objeto"[14]. Ele se refere à comédia de Alphonse Allais, em que Raul e Marguerite, em um casamento de cinco meses feito de muitas brigas, fazem uma reconciliação no baile de máscaras em que cada um foi mascarado para desmascarar a suposta infidelidade do outro[15]. A relação entre a orientação da libido e o desconhecimento fica evidente tanto no *Banquete* como na tragédia de Édipo. Sócrates só pôde colocar seu saber sobre o amor demonstrando que não sabia e que o que descobriu lhe foi contado por uma mulher, Diotima. O que Lacan marca é que só pode existir discurso amoroso a partir do ponto onde ele não sabia. E não só no discurso. O amor é concebido sem que Poros o soubesse[16].

O desconhecimento sobre esse objeto que causa o sujeito para além das vestimentas que o mascaram e fazem um *happy end* vitoriano, Lacan encontrou no romance de Marguerite Duras, *O deslumbramento de Lol V. Stein*. Um vestido que deixado cair, evidenciava, para além da fantasia, o objeto *a*. Um vestido presta-se muito bem a ser uma máscara. As mulheres bem o sabem. Não apenas dos vestidos, da mascarada para o outro.

No seminário 11, *Os quatro conceitos fundamentais da psicanálise*, Lacan diz: "Se há algum domínio em que a tapeação tem chance de ter sucesso é certamente no amor que

---

[14] NOMINÉ, Bernard. "Amor e sintoma: os laços do amor e o nó do sintoma". In: *Stylus — Revista de psicanálise*. Associação dos Fóruns do Campo Lacaniano, n. 16, maio de 2008, p. 79.

[15] BRUNETTO, Andréa. *Sobre amores e exílios: na fronteira da psicanálise com a literatura*. São Paulo: Editora, Escuta, 2013, p. 71.

[16] *Idem*, p. 62.

160 ◆ O DIABO E SUAS MÁSCARAS

encontramos seu modelo"[17]. E na aula seguinte desse seminário, Lacan vai chamar o amor de uma falsidade essencial. Para depois afirmar: "enquanto miragem especular, o amor tem essência de tapeação"[18], mas nessa tapeação, algo é paradoxal: o objeto *a*. *"Eu te amo, mas porque, inexplicavelmente, amo em ti algo que é mais que tu — o objeto a, eu te mutilo"*[19].

A máscara, a vestimenta, a armadura, ou o muro, que Lacan equivoca com amor — *mur* com *amour*, que lhe permite colocar no muro o objeto *a* — mostram que o amor é a máscara. O amor é a tapeação não apenas necessária, mas essencial.

Mais um exemplo mascarado da literatura. Um pouco mais atual que *Jerusalém libertada,* é do século XIX. Trata-se de uma comédia de Max Beerbohm, inglês contemporâneo de Oscar Wilde, participava do mesmo grupo de escritores que seu colega mais famoso, sendo tão ácido na crítica quanto ele. *O Farsante feliz* conta a história de Lord George Hell, nobre hedonista, rico, perverso, jogador, voraz, destrutivo, rebelde, covarde, cínico, antipático, odioso, insolente. Vou parar por aqui na lista de adjetivos com que o autor caracteriza sua personagem. Ele nunca se preocupou em dissimular sua perfídia, cheio de amantes, madrugadas na luxúria e nas mesas de jogo, fugindo de uma amante italiana que o perseguia. Certa noite, vê uma jovem dançarina um pouco desajeitada em um clube e se apaixona à primeira vista. Ajoelha-se diante da jovem Jenny Mere e a pede em

---

[17] LACAN, Jacques. (1964) *O seminário, livro 11: Os conceitos fundamentais da psicanálise.* Rio de Janeiro: Jorge Zahar Editor, 1998, p. 128.
[18] *Idem*, p. 253.
[19] *Idem*, p. 254

AS MÁSCARAS DO DESEJO E DO SINTOMA ◆ 161

casamento. Ela responde que não, "jamais poderá ser esposa de alguém cujo rosto não seja de um santo". "Talvez, milorde, seu rosto reflita um amor por mim, mas reflete muito da vaidade do mundo. Só a um homem cujo rosto seja tão maravilhoso como o dos santos, só a este poderei entregar meu verdadeiro amor"[20].

Para ir aos finalmentes, Lord George vai a um famoso fabricante de máscaras, pede uma que represente o verdadeiro amor e a face de um santo. O fabricante procura em seu depósito de máscaras e encontra uma que confeccionou para um homem usar em suas bodas de prata e depois lhe devolveu. Lord George a quer e diz que irá usá-la para sempre. Com ela, conquista Jenny Mere: os dois vão se casar, ele compra uma casa rústica no bosque; devolve os bens que ganhou ilicitamente nas mesas de jogos. O único problema era que os beijos de máscara ficavam um tanto insípidos, se perdia o gosto da boca do outro. Às vezes pensava em tirar a máscara e beijá-la, não queria essa barreira entre ele e sua jovem esposa. Mas depois, retomava o bom senso e sabia que teria que usar a máscara para sempre. Apesar do material duro com que era feita, ela representava o verdadeiro amor.

Há uma cena final em que a amante italiana o desmascara. Diz a Lord George que a máscara campestre de sua jovem esposa era melhor que a dele. Avança sobre a dele, a arranca e a joga no chão. E aí vem a surpresa para ele e a ex-amante italiana: por trás da máscara seu rosto tinha se tornado igual à máscara. Ele olhou sua amada nos olhos e

---

[20] BEERBOHM, Max. *El farsante feliz*. Barcelona: Acantilado Editorial, 2012, p. 19.

162 ◆ O DIABO E SUAS MÁSCARAS

viu isso refletido nos olhos dela. E foram felizes para sempre. Mascarados. Ele de santo, ela de jovem campestre.

A ideia da máscara quanto ao desejo significa que ele se apresenta de forma ambígua, está ligado a alguma coisa que é sua aparência, seu revestimento. Lacan coloca essa questão como essencial na experiência analítica: a relação entre o desejo e aquilo de que ele se reveste. Talvez por isso ele tenha marcado bem essa frase shakespeariana: "No palco do mundo, eu me aventuro mascarado". Não se pode abordar o desejo de frente. Orfeu, Psiquê e Izanagi quiseram olhar o objeto do desejo de frente, iluminando-os demais. E, por isso, eles se esfumaram, viraram pó.

HAMLET, O DESEJO MASCARADO

Lacan começa seu seminário 6, *O desejo e sua interpretação* com o sonho do paciente freudiano em que o pai, que tinha morrido recentemente, aparecia vivo. Um pai que não sabia que estava morto. Tem certa semelhança com a tragédia de Hamlet: também começa com um pai morto, nesse caso, ele sabe que está. O rei, pai de Hamlet, foi assassinado pelo irmão, quando estava "na flor de seus pecados"[21]. E, aparece como um espectro, um *ghost,* para exigir que o filho vingue sua morte. Se no seminário anterior Lacan havia usado como exemplo Elizabeth von R. para falar do caráter mascarado do desejo, no ano seguinte será a peça de Shakespeare, *Hamlet,* a que mostrará realmente a problemática do desejo.

---

[21] SHAKESPEARE, William. "Hamlet, príncipe da Dinamarca". In: SHAKESPEARE, William. *Obra Completa. Volume I.* Rio de Janeiro: José Aguilar Editora, 1969, p. 581.

AS MÁSCARAS DO DESEJO E DO SINTOMA ◆ 163

É uma obra exemplar porque nos toca no inconsciente — não o inconsciente do autor, sustenta Lacan, contradizendo tantos autores de ensaios sobre a peça e psicanalistas que antes dele a analisaram como tendo relação com a morte do pai de do autor, Shakespeare[22]. Não se resume a isso, salienta Lacan, pois uma peça ruim também poderia tratar do tema. "Se uma peça emociona é porque ela toca em algo de nossa relação com o desejo"[23]. Hamlet tem um valor de estrutura, é equivalente ao Édipo. A peça é uma arapuca em que o desejo do homem é pego. E assim o é porque a peça articula a relação de Édipo com a castração. Freud, inclusive, estabelece a diferença entre Édipo e Hamlet quanto ao saber, mas os relaciona no drama da vida emocional da espécie humana[24].

Ele, Hamlet, poderia ter se vingado dessa morte, matando o tio que usurpou o trono em vários momentos da peça, mas não o faz. Lacan considera essencial que ele queira "surpreender o outro no excesso de seus prazeres, ainda na relação com a rainha"[25]. Mas ele é paralisado em seu ato, escreveram alguns em suas análises, inclusive Goethe. Numa leitura edipiana do personagem, se ele não age, não vinga o pai, matando o tio, possuidor ilegítimo do trono e da mãe, é porque ele mesmo já teria cometido o crime que tem que vingar. Ele não pode se vingar do tio sem despertar o antigo

---

[22] Não que a morte do pai não tenha tido importância, mas a análise de uma obra não pode ser a interpretação selvagem da pessoa do escritor. Isso seria grosseria e burrice, alega Lacan em "Lituraterra".

[23] LACAN, Jacques. (1958-1959) *O Seminário, livro 6: O desejo e sua interpretação*. Rio de Janeiro: Jorge Zahar Editor, 2016, p. 297.

[24] FREUD, Sigmund. (1900) "A interpretação dos Sonhos" In: FREUD, Sigmund. *Edição Standard Brasileira*, Vol. IV. Rio de Janeiro: Imago, 1976, p. 280.

[25] LACAN, Jacques (1958-1959) *O Seminário, livro 6: O desejo e sua interpretação*. Rio de Janeiro: Jorge Zahar Editor, 2016, p. 287.

164 ◆ O DIABO E SUAS MÁSCARAS

desejo nele mesmo, do qual é culpado. Por isso, não age. Lacan, porém, se pergunta: se, de início, se atirasse sobre seu padrasto, isso não aplacaria a própria culpa, situando o verdadeiro culpado fora dele?[26].

O filho fica indignado com sua mãe, pois nem bem o marido havia morrido, ela já está na cama de outro, em seus amores incestuosos[27]. Nem bem havia se passado dois meses... E ele era um rei excelente... "Preciso recordar? Vivia a ele agarrada, como se seu apetite dele aumentasse à medida que se satisfazia! E mesmo assim, ao fim de um mês... Não quero nem pensar nisso!... No fim de um mês! Antes mesmo que o sal de suas lágrimas pérfidas abandonasse o fluxo de seus olhos irritados... Casada! Oh! Presa maldita de correr com tanta sofreguidão para os lençóis incestuosos! Não é, nem pode acabar bem! Estoura meu coração, pois devo refrear minha língua"[28].

Hamlet diz: os assados do velório são servidos no dia seguinte, nas núpcias. Ele diz à mãe: Recomponha-se! Domine-se! Muito escrachadamente, Lacan comenta: eis aí uma verdadeira genital, luto levíssimo, o corpo do marido nem esfriou e ela já tem outro[29].

Ele, Hamlet, realiza o desejo da mãe. Não há momento em que a fórmula "o desejo do homem é o desejo do Outro" seja mais acertada no que nessa peça. O desejo está ali, flutuando

---

[26] *Idem*, p. 301.

[27] Casar-se com o cunhado entrava no rol dos relacionamentos interditados.

[28] SHAKESPEARE, William. "Hamlet, príncipe da Dinamarca". In: SHAKESPEARE, William. *Obra Completa. Volume I*. Rio de Janeiro: José Aguilar Editora, 1969, p. 541.

[29] LACAN, Jacques. (1958-1959) *O Seminário, livro 6: O desejo e sua interpretação*. Rio de Janeiro: Jorge Zahar Editor, 2016, p. 304.

para além do Outro. E Lacan o coloca no grafo. Começa à direita e vai até o nível das mensagens S(A), vai para o nível do código (S◊D), volta para o nível do desejo, d, e dali, para a fantasia (S◊a)[30]. É com as diretrizes do grafo do desejo que Lacan vai acompanhar o movimento de Hamlet. Lá onde Hamlet reencontraria seu desejo, já não tem desejo. Ofélia foi afastada, de um jeito perverso e cruel. Ela se suicidará, a seguir. Então, só o que ele receberá é o significado do Outro, ou seja, a resposta da mãe.

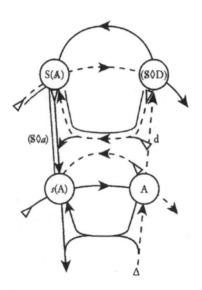

O circuito inconsciente do desejo

Em sua leitura da peça, Lacan enfatiza muito bem que Ofélia era seu lugar de desejo. Ele a deixa cair, como resto. Uma vez colocada num buraco, enterrada, e com seu irmão

---
[30] *Idem*, p. 308.

166 ◆ O DIABO E SUAS MÁSCARAS

Laerte sofrendo de um luto, ele, Hamlet, outrora incapaz de senti-lo por qualquer pessoa que seja, realiza sua perda. Essa verdade do amor aparece na boca do personagem usurpador do trono, o assassino do irmão, Cláudio: "Na própria chama do amor vive uma espécie de pavio ou mecha que acaba enfraquecendo"[31].

Somente nos ritos fúnebres dela é que a chamará de amada. "Amava Ofélia. O amor de quarenta mil irmãos reunidos juntos não conseguiria ultrapassar o que sentia por ela"[32]. Ela está na peça para interrogar o segredo do desejo, alega Lacan. Enquanto ela estava viva, Hamlet não conseguia estar próximo, usou da crueldade para abrir distância; quando ela morre, é marcada em seu valor fálico: "enquanto se ama, é bem conhecido, não se a encontra, não se chega a ela"[33]. Eis aí uma tese sobre o amor que Lacan esboça em seu seminário sobre *O desejo*, mas que aparece mais elaborada no seminário 21.

Preso ao objeto primordial da demanda, a mãe, Hamlet se apagou para seu objeto de desejo. Como Lacan falou em aulas anteriores desse mesmo seminário, comentando sobre o paciente de Ella Sharpe, "ele não sacrifica sua dama" — fazendo uma analogia com o jogo de xadrez —, para marcar que o referido analisante não se dava à castração. O mesmo pode se dizer de Hamlet. E com isso, sua causa de desejo está perdida.

---

[31] SHAKESPEARE, William. "Hamlet, príncipe da Dinamarca". In: SHAKESPEARE, William. *Obra Completa. Volume I*. Rio de Janeiro: José Aguilar Editora, 1969, p. 599.

[32] *Idem*, p. 607.

[33] LACAN, Jacques. (1973-1974) *O seminário 21: Os não-tolos erram/Os nomes do pai*. Inédito.. Aula de 20 de novembro de 1973.

AS MÁSCARAS DO DESEJO E DO SINTOMA ◆ 167

Segundo Lacan, o grande segredo da psicanálise é que não há Outro do Outro. Só a psicanálise dá conta de escutar isso. Não há nenhum outro significante que possa responder o que o sujeito é. A verdade sem esperança, que Lacan atribui a Hamlet, vale, então, para todo mundo. "Essa verdade que é aquela que encontramos no nível do inconsciente, é uma verdade sem rosto, uma verdade fechada, uma verdade que pode se dobrar em todos os sentidos. Sabemos disso muito bem, é uma verdade sem verdade"[34]. Assim, podemos concluir que um desejo mascarado está colocado para fazer aparência de verdade. Uma máscara pode ser uma armadilha para pegar desejos.

Hamlet fica sem esperança, está no inferno, porque perdeu a vida de seu desejo, sublinha Lacan. "A relação infernal com esse Aqueronte que Freud escolheu comover por não poder dobrar as potências superiores — é, com efeito, aí que Hamlet se situa"[35]. O Diabo permeia toda a peça. O herói perguntar a si mesmo, logo depois de ver o espectro do pai, se era mesmo ele ou era o Diabo, pois "o demônio tem o poder de assumir um aspecto agradável"[36]. E, a seguir, conversando a rainha, Ofélia e Polônio sobre a causa do desequilíbrio de Hamlet, Polônio expõe sua tese: "que debaixo de devoções e atos piedosos, o ser humano chega a açucarar o demônio"[37]. E, Hamlet, conversando com Horácio, quer tirar a

---

[34] LACAN, Jacques. (1958-1959) *O Seminário, livro 6: O desejo e sua interpretação*. Rio de Janeiro: Jorge Zahar Editor, 2016, p. 322.
[35] *Idem*, p. 321.
[36] SHAKESPEARE, William. "Hamlet, príncipe da Dinamarca". In: SHAKESPEARE, William. *Obra Completa. Volume I*. Rio de Janeiro: José Aguilar Editora, 1969, p. 566.
[37] *Idem*, p. 567.

168 ◆ O DIABO E SUAS MÁSCARAS

prova da culpa de seu tio, pois ainda cogita se não foi um espírito infernal o que viram e não seu próprio pai. Depois, com Ofélia, novamente reclamando pela mãe não ter feito o luto pela morte do marido, diz: "Se o Diabo se veste de preto, porque eu continuo vestindo meu luto?"[38] Em todas as vezes, Shakespeare escreveu *devil*, Diabo. Nenhuma vez *Demon*. O tradutor, aqui e ali, traduz o *devil* como Diabo, mas na maior parte das vezes, como demônio. Exatamente como na tradução do texto de Freud sobre a neurose diabólica do século XVII.

Mas há um lugar em que Shakespeare escreve *daímôn*: diante de Horácio, Hamlet o chamara de "meu *daímôn* querido". Assim como Fliess o foi para Freud, Virgílio para Dante, Horácio é o *daímôn* de Hamlet. Mas por quê? Nada, nenhuma palavra sobre isso. Tanto se desvela, o objeto do desejo é perdido, a vingança se conclui, quase todos morrem, mas nem todos os segredos de Hamlet se mostram. Segue mascarado.

A BELDADE MASCARADA

Respondendo à quinta pergunta que lhe é feita em "Radiofonia", Lacan precisa o que é o inconsciente: não é um conceito-chave, até porque uma chave pressupõe uma fechadura. O inconsciente é. Com essa definição do inconsciente, a partir dessa virada de seu ensino, marcada pelo real, pelo gozo e pelo objeto *a*, encerrei o primeiro capítulo do presente livro. E agora a retomo, nessa entrevista que Lacan deu em 1968, dez anos depois de escrever "A significação do falo" e de proferir seu seminário 5.

---

[38] *Idem*, p. 573.

AS MÁSCARAS DO DESEJO E DO SINTOMA ◆ 169

Lacan já havia delimitado que todo conhecimento é uma ilusão, um mito, mito-logia. É algo que já tinha marcado em "Ciência e verdade": o inconsciente não subverte a teoria do conhecimento. Mas ali, nesse texto que escreveu cinco anos antes de "Radiofonia", alegara que Freud era fruto de sua época e não tinha feito um rompimento com o cientificismo dela. Em "Radiofonia", ele marca uma diferença clara entre o Discurso do Mestre e o obscurantismo do Discurso Universitário, e também com a mais-valia de Marx. O inconsciente é. E se há algo que possa completar essa frase é o seguinte: o inconsciente é sua falta-a-gozar, da qual ninguém quer saber. Nem o Discurso do Mestre nem o Discurso Universitário, nem o capitalismo, nem a ideologia de classes, "que induz os explorados a rivalizarem na exploração por princípio, para protegerem sua participação patente na sede da falta-de-gozar"[39]. Ninguém quer saber da falta-a-gozar, e para isso fica-se arranjando objetos agalmáticos, rapidamente consumíveis.

Contudo, eu gostaria de marcar que nessas respostas ao Sr. Georgin, da Rádio Belga, Lacan é muito incisivo na denúncia ao obscurantismo do Discurso Universitário. Na sua resposta à segunda pergunta, alega que o professor voltará ao amanhecer, aquele que recriará o morcego de Hegel. Schopenhauer compara Kant à opereta de Strauss, *O morcego*: um homem flerta com uma beldade em um baile de máscara e, ao final, descobre que ela é sua mulher. Para Schopenhauer, Kant é isso: uma beldade (a filosofia) mascarada, em que por trás

---

[39] LACAN, Jacques. (1970) "Radiofonia". In: LACAN, Jacques. *Outros Escritos.* Rio de Janeiro: Jorge Zahar Editor, 2003, p. 435.

170 ◆ O DIABO E SUAS MÁSCARAS

há a religião. Lacan volta a essa máscara do Discurso Universitário na resposta à quinta pergunta, trazendo a carta de Descartes a Isaac Beeckman: "Prestes a subir no palco do mundo, avanço mascarado...". Essa frase da carta de Descartes ao filósofo e matemático holandês Isaac Beeckman selou o fim de uma amizade e pesquisa conjunta sobre os cálculos matemáticos a respeito de um tratado hidrostático. Se Lacan traz essa frase, é para dizer a seguir que Descartes se garante porque existe Deus. "O sujeito, ao se reduzir à ideia de sua dúvida, dá margem ao retorno maciço do significante-mestre..."[40]. Novamente a beldade-filosofia, que tira a máscara e, por trás, está o religioso que é o significante-mestre. Lacan brinca com a homofonia em francês, o nom-de-Dieu, equivocando o nome com o não, homofonia que se perde em português.

Com isso, ele sustenta que não é o Discurso do Mestre ou, fazendo uma regressão, o Discurso Universitário que faz a ciência avançar — quanto a esses discursos, nada de "progresso" a se esperar —, e sim o Discurso Histérico. É este discurso que mostra que a onipotência não existe — questionando o mestre, ele mostra que há uma falta. É ele que diz "mostre que você é um homem"[41].

Nosso interesse como psicanalistas não está aí, em fazer "a luta da essência do macho", alega Lacan, mas em "produzir o saber pelo qual se determina que é um desafio em seu ente." Não podemos esquecer que suas respostas a essa entrevista se deram no momento em que estava proferindo o

---

[40] Idem, p. 437.
[41] Idem, p. 438.

AS MÁSCARAS DO DESEJO E DO SINTOMA ◆ 171

seminário 17, *O avesso da psicanálise*, construindo sua teoria sobre os discursos. O ano é 1968, os revolucionários tomam as ruas, os estudantes entram em seu seminário e perguntam a ele, Lacan, o que almeja com isso. Podemos responder, com Lacan e Freud, que sustentar o discurso analítico na civilização é manter vivo um lugar que permite a construção sobre o desejo. O Discurso Histérico o faz e o Analítico o escuta. E essa escuta analítica é diferente de desmascará-lo.

PARTE ◆ 3

A TRÍADE INFERNAL DO DESEJO

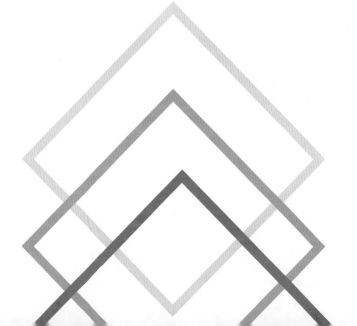

DESEJO, ANGÚSTIA E ATO

Deus é nosso ideal; Satã, tudo o que tende em nós a desviarmo-nos do ideal.

PAUL VALÉRY

A análise serve para comprovar o caráter vagabundo, fugidio e inapreensível do desejo, alega Lacan. Isso é o que faz com que ele diga: o desejo é mascarado. Podemos desmascará-lo algum dia? É uma pergunta que faz no seminário 10, no qual tratará a relação do desejo com *A angústia*. Se eu pudesse resumir o fundamental desse seminário para sua teoria do desejo, o faria assim: a fantasia é o suporte do desejo e a angústia seu signo[1]. E, também, que a partir desse seminário sobre *A angústia*, não se concebe o desejo sem a relação com o real.

OS SUPORTES DO DESEJO

No seminário 10, *A angústia*, Lacan já parte da afirmação da relação essencial da angústia com o desejo do Outro.

---

[1] LACAN, Jacques. (1962-1963) *O Seminário, livro 10: A angústia*. Rio de Janeiro: Jorge Zahar Editor, 2005, p. 32.

176 ◆ O DIABO E SUAS MÁSCARAS

A relação com o significante introduz a pergunta sobre o desejo, temática freudiana, mas que Lacan modula com a pergunta da personagem de Cazotte ao Diabo: *Che vuoi? Que queres? Que quer de mim?* Lacan destaca que não se trata apenas de um "*Que quer ele comigo?*", "mas também de uma interrogação em suspenso que concerne diretamente ao eu: não apenas "*Como me quer ele?*", mas "*Que quer ele a respeito deste lugar do eu?*"[2]. Trata-se de dois andares do grafo do desejo.

E um pouco antes de acentuar a relação a — a', nesse seminário sobre a angústia, Lacan conta um apólogo, uma fábula.

Revestindo-me eu mesmo da máscara de animal com que se cobre o feiticeiro da chamada gruta dos Três Irmãos, imaginei perante vocês diante de outro animal, este de verdade, supostamente gigantesco, no caso — um louva-a-deus. Como eu não sabia qual era a máscara que estava usando, é fácil vocês imaginarem que tinha certa razão para não estar tranquilo, dada a possibilidade de que essa máscara porventura não fosse imprópria para induzir minha parceira a algum erro sobre minha identidade. A coisa foi bem assinalada por eu haver acrescentado que não via minha própria imagem no espelho enigmático do globo ocular do inseto.[3]

Logo esse exemplo, um louva-a-deus, capaz de identificar os outros animais camuflados e fazer uma emboscada, pois possui uma visão maravilhosa, em três dimensões, e não tem preferência por presas, o que consegue vencer, papa. Louva-a-deus cujo macho é devorado após fazer sexo com a fêmea.

---

[2] *Idem*, p. 14.
[3] *Idem, ibidem.*

DESEJO, ANGÚSTIA E ATO ◆ 177

Uma máscara para capturar o outro. Assim Lacan relaciona o desejo do Outro, d(𝔸), com a imagem suporte desse desejo, i(*a*). É por isso que se trata de dois andares do grafo do desejo. O desejo se apoia na imagem especular. "Indico-lhes já que a armadilha de que se trata é a captura narcísica"[4]. Lacan explicará que o resultado dessa operação vai dar na fórmula da fantasia — $\$ \lozenge a$. Com sua fantasia, o sujeito faz sua armadilha, já que deseja sem saber[5]. Eis um exemplo de como o humano faz sua armadilha:

> Digo ao outro que, desejando-o, sem dúvida sem saber disso, sempre sem saber, eu o tomo pelo objeto, por mim mesmo desconhecido, de meu desejo. Ou seja, em nossa própria concepção do desejo, eu te identifico, a ti com quem falo, com o objeto que falta a ti mesmo. Ao rumar por esse circuito obrigatório para atingir o objeto do meu desejo, realizo para o outro justamente o que ele procura. Quando, inocentemente ou não, tomo esse desvio, o outro como tal, que aqui é objeto — observem bem — de meu amor, cairá forçosamente em minha rede.[6]

O sujeito só tem acesso ao seu desejo substituindo sempre um de seus próprios duplos, pois quanto mais ele segue o objeto de seu desejo, mais ele é enganado.

---

[4] *Idem, ibidem.*

[5] Nem sempre tão mortal como a do louva-a-deus, o profeta. *Mantodea*, seu nome oficial, do grego *mantis*, profeta e *eidos*, aparência. Louva-a-deus deve ser para referenciar o nome grego, profeta. Era uma dúvida que eu tinha de criança: por que esse inseto se chama assim?

[6] LACAN, Jacques. (1962-1963) *O Seminário, livro 10: A angústia.* Rio de Janeiro: Jorge Zahar Editor, 2005, p. 37.

178 ◆ O DIABO E SUAS MÁSCARAS

Tudo que ele faz nesse caminho para se aproximar disso dá sempre mais corpo ao que, no objeto de seu desejo, representa a imagem especular. Quanto mais ele segue, mais quer, no objeto de seu desejo, preservar, manter e proteger o lado intacto do vaso primordial que é a imagem especular. Quanto mais envereda por esse caminho, que muitas vezes é impropriamente chamado de via da perfeição da relação de objeto, mais ele é enganado.[7]

E quando surge a angústia? Quando alguma coisa aparece no lugar do -φ, uma coisa qualquer. E no lugar no qual deveria aparecer o falo. A *Unheimlichkeit* aparece no lugar onde deveria aparecer o falo. E para explicar a angústia com a imagem especular, Lacan exemplifica com o conto "Elixires do diabo", de E. T. A. Hoffmann, tal como Freud o fez para explicar a inquietante estranheza com o conto do "Homem de areia". Freud escreveu em seu artigo "O infamiliar": os olhos a serem arrancados são figuras de horror que evidenciam a cisão na imagem narcísica, ao que a castração aparece[8]. "Elixires do diabo"[9] serviu a Lacan de exemplo de

---

[7] *Idem*, p. 51.

[8] "Na história da infância, o pai e Coppelius representam os dois opostos em que a ambivalência dividiu a imago paterna; uma ameaça com a cegueira (a castração), enquanto o outro, o pai bom, intercede pelos olhos do filho. A parte do complexo mais atingida pela repressão, o desejo de morte dirigido ao pai ruim, acha representação na morte do pai bom, atribuída a Coppelius". FREUD, Sigmund. "O inquietante". In: *Obras completas, volume 14*. São Paulo: Companhia das Letras, 2010, p. 348. A explicação da "cena de horror infantil" como "cisões na imago paterna" é condizente com aquela que Freud atribui ao pintor Haizmann. Nessa cisão da imago paterna, no conto do "Homem de areia", o diabólico é atribuído a Coppelius; no relato do pintor, ao próprio Diabo.

[9] Tanto Freud quanto Lacan fazem referência à novela de E. T. A Hoffmann "Elixires do diabo", apenas como uma alusão, não se detendo na trama. Por

como a personagem se perde no labirinto de seus duplos. E perde-se para aceder ao seu desejo — "perder-se faz parte da função do labirinto a que é preciso dar vida"[10]. É a partir dessa teorização sobre a fantasia, o desejo e a angústia que Lacan comenta as autoras da contratransferência.

CONTRATRANSFERÊNCIA E DESEJO DO ANALISTA

No seminário 10, dando aula sobre a angústia e o objeto *a*, Lacan apresenta três artigos de autoras de língua inglesa: Margaret Little, Barbara Low e Lucy Tower. Nos três, teoriza- -se sobre a contratransferência como um manejo importante para a condução das análises. O viés do comentário de Lacan é de que essa teoria coloca obstáculo ao desejo do analista. Ele mostra, com os artigos dessas três autoras, como a teorização da contratransferência leva ao *acting-out*. Faz falta a essas autoras uma teoria sobre a fantasia e o objeto *a*. Com o tema do *acting-out*, nesse seminário, Lacan une sua construção do objeto *a* e da causa do desejo com o desejo do analista. E diferencia o *acting-out* da passagem ao ato: de um lado, a saída de cena (passagem ao ato), do outro, a mostração de que o analista passou ao largo (*acting-out*).

---

isso, para contar a trama em que a personagem Medardus é herdeiro de um pacto com o Diabo feito pelo pai, para se livrar de uma inibição criativa, remeto- -os à análise feita por Fabiano Chagas Rabelo e Karla Patrícia Holanda Martins. RABELO, F. C., MARTINS, K. P. H. "Considerações psicanalíticas sobre Os elixires do diabo, de E. T. A. Hoffmann." In: *Cadernos de Psicanálise: Continuidades, Rupturas, Transformações*. Círculo Psicanalítico do Rio de Janeiro, n. 45, v. 43, jul/dez 2021, p. 171-192.

[10] LACAN, Jacques. (1962-1963) *O Seminário, livro 10: A angústia*. Rio de Janeiro: Jorge Zahar Editor, 2005, p. 59.

180 ◆ O DIABO E SUAS MÁSCARAS

Quase nas aulas finais desse seminário, Lacan retoma o artigo de Lucy Tower, mais precisamente um de seus casos clínicos para diferenciar as posições do homem e da mulher diante do desejo do Outro. O artigo de Barbara Low não mostra a clínica, mas os das outras duas autoras, sim. E em todos esses casos clínicos, abundam *acting-outs*.

O artigo de Margaret Little, "A resposta total do analista às necessidades do seu paciente", foi apresentado diante da Sociedade Britânica de Psicanálise, em janeiro de 1956[11]. Ele começa definindo o símbolo R: atitude inconsciente do analista em relação a seu paciente; elementos recalcados e ainda não analisados do próprio analista; algumas atitudes e mecanismos específicos com os quais o analista vai ao encontro da transferência do paciente; totalidade das atitudes e do comportamento do analista em relação ao seu paciente. A contratransferência é apenas uma parte do que está incluído no Símbolo R.. Lacan faz uma troça: "não sou só eu que uso uma letra como símbolo"[12].

Little relata de um paciente pelo qual ela teve de comparecer a uma audiência e, sob juramento, avaliar seu conflito com a realidade exterior, o que ocasionou seu *acting-out*. Ela crê que o analista é responsável por tudo, que é poderoso. É claro que um analista deve conduzir o tratamento — mas não o paciente. Pelo que ela descreve, o analista conduz o paciente. Escreve coisas como "ele [o analista] tem que ser capaz de fazer todo tipo de identificações com o seu

---

[11] LITTLE, Margaret. "A resposta total do analista às necessidades do seu paciente". In: *Revista da Associação Psicanalítica de Porto Alegre*. Porto Alegre, n. 32, páginas 82-112, janeiro\junho 2007.
[12] LACAN, Jacques. (1962-1963) *O Seminário, livro 10: A angústia*. Rio de Janeiro: Jorge Zahar Editor, 2005, p. 151.

DESEJO, ANGÚSTIA E ATO ◆ 181

paciente, aceitando a fusão com ele, o que com frequência implica envolver-se ele mesmo em algo realmente maluco, e, ao mesmo tempo, tem que ser capaz de permanecer inteiro e separado"[13]. Essa teoria de fusão, eu/não-eu, parece ter sido tecida sob a influência de sua análise com Donald Winnicott. Quando fala da técnica, Little relata que, com frequência o surgimento do *acting-out* tem sido atribuído a insuficiências no analista, insuficiências na análise. Falta a ela saber que lugar ocupa na transferência, construir o caso clínico, ter uma teoria sobre a fantasia e o objeto.

Passemos a outra das autoras inglesas da contratransferência. O artigo "Contratransferência", de Lucy Tower, também foi escrito em 1956 e foi o único artigo escrito por ela em toda sua prática como psicanalista[14]. Ela começa alegando que "não se supõe existirem analistas tão perfeitamente analisados a ponto de não terem mais um inconsciente, ou serem imunes ao revés de impulsos instintivos e de defesas contra esses impulsos. O próprio linguajar de nossas práticas no treinamento, desmentem essa máscara de analista perfeito"[15].

Ela fornece o exemplo de um candidato a analista que conduzia um caso que caminhava para um final próspero. Ele sentia por sua paciente, muito atraente, uma forte contratransferência sexual. Contou ao Dr X (o analista prévio,

---

[13] LITTLE, Margaret. "A resposta total do analista às necessidades do seu paciente". In: *Revista da Associação Psicanalítica de Porto Alegre*. Porto Alegre, n. 32, páginas 82-112, janeiro\junho 2007, p. 85.

[14] ALLOUCH, Jean. *Psychanalyse et écriture: Lucia Tower*. Conférence du salon Oedipe. Livrarie Le divan. Paris, 7 de outubro de 2001.

[15] TOWER, Lucy. "Contratransferência". In: *Revista da Associação Psicanalítica de Porto Alegre*. Porto Alegre, n. 33, p. 129.

no contexto da formação) e ele perguntou: como você pode sentir isso por uma paciente? A partir disso, ela relata que uma vez sentiu atração por um paciente. Continuando no relato desse "excelente terapeuta, sustenta que ele não era propenso ao *acting-out*. Com isso ela institui o *acting-out* do analista. O que seria isso? Um analista que saiu do lugar de objeto *a* e de causa de desejo para assumir-se desejante? Tower também fornece um exemplo de sua clínica. Ela esquece o horário de uma paciente. Era uma paciente com reação próxima da psicose (não se sabe o que isso quer dizer para ela). A analista suportava as crises de ira da paciente, semana após semana, até que esquece seu horário de sessão. Quando chega no consultório fica sabendo que ela já se fora, extremamente brava. A partir disso, pode perceber o ódio que estava sentindo da paciente. Ela chegou na sessão seguinte já perguntando "onde você estava ontem?" Tower apenas responde "desculpe-me, eu me esqueci". A paciente responde "não a culpo". E abriu a guarda em sua "resistência obstinada".

Tower dá ainda dois exemplos de pacientes homens que estava conduzindo. Lacan comenta um dos casos, o mais difícil, com "muitos sentimentos sádicos e agressivos". Atormentada com esse caso, com o ódio desse paciente em relação a ela, com o receio de atendê-lo mais tarde, quando o consultório está mais vazio. Mas, então, sai de férias e, em algumas horas, esquece completamente do caso. Sua explicação é que seu inconsciente se sintonizou com o dele, mas depois se desligou.

Esse paciente descarregou seu sadismo nela, voltou à situação edípica na transferência, rivalizando com os homens da vida da analista.

DESEJO, ANGÚSTIA E ATO ◆ 183

Curiosamente, foi só com o surgimento e a solução da minha resposta contratransferencial à situação matrimonial, e a superação da resistência do paciente contra a comunicação, com o extravasamento de um grande peso afetivo, que comecei a ter sentimentos de admiração por esse homem como pessoa.[16]

Ela entende que só depois de o inconsciente de seu paciente perceber que a havia forçado a se dobrar, a ser dominada por ele, que ele reexperimentou a situação edipiana. Ele a dobrou. E, decorrente disso, experimentou uma confiança interna, superando seu sadismo.

Como Lacan chega a Lucy Tower nesse seminário em que está falando sobre a angústia? A partir de sua paciente telecomandada, que pode abdicar de seu próprio olhar para que Lacan olhe por ela, que contou a Lacan uma história romanesca em que foi para um homem o que ele desejava. Lacan tinha dado o exemplo do homem com seu mito de que a mulher foi feita a partir de uma de suas costelas. O homem faz seu objeto de desejo a partir do objeto perdido, "a mulher, para o homem é um objeto feito disso"[17]. E continua sustentando que o que importa é apreender a ligação da mulher "com as possibilidades infinitas, ou melhor, indeterminadas do desejo, no campo que se estende ao redor dela"[18]. Assim, a maçã é para fisgar o desejo do Outro. "É o desejo do Outro que lhe interessa". É nesse sentido que Lacan diz,

---

[16] *Idem*, p. 147.
[17] LACAN, Jacques. (1962-1963) *O Seminário, livro 10: A angústia*. Rio de Janeiro: Jorge Zahar Editor, 2005, p. 209.
[18] *Idem, ibidem*.

184 ◆ O DIABO E SUAS MÁSCARAS

em seguida, que Don Juan é o sonho feminino: é um desejo volátil, Don Juan se prestou a ser o objeto de desejo do outro e depois caiu fora[19].

Com isso, Lacan entra na discussão dos casos clínicos de Tower: ela atrai para si uma tempestade. Ela suporta as consequências desse desejo. O desejo dela foi implicado[20]. O paciente queria dobrá-la ao seu desejo, queria que essa mulher, que era sua analista, se curvasse: *to stoop*. *"She stoops to conquer* é uma comédia de Sheridan. Pelo menos é isso o que nos relata Lucy Tower em seus próprios termos, e só podemos fiar-nos nela[21]." Havendo procurado o desejo do homem, encontrou o objeto verdadeiro, *a*; "aquilo que se trata no desejo, que não é o Outro, mas esse resto, *a*". Foi o que ela mesma chamou de "ter mais masoquismo do que eu supunha"[22].

ACTING-OUT: QUANDO O ANALISTA ERRA O ALVO

No caso clínico de Margaret Little, os *acting-outs* de sua paciente eram jogar-se à frente dos carros, realizar o *a* que ela é. Um dia foi atropelada seriamente por um carro, ao sair da sessão, em frente de seu consultório. Como Little não pensou que esse *acting-out* pudesse significar um erro de interpretação dela? Outra vez foi atropelada perto da casa de Little, e na frente dela, a analista. Ela se colocou em perigo, "pulando de forma maluca entre os carros, em uma avenida

---

[19] *Idem*, p. 221.
[20] *Idem*, p. 215-16.
[21] *Idem*, p. 218.
[22] *Idem*, p. 219.

DESEJO, ANGÚSTIA E ATO ◆ 185

movimentada"[23]. Novamente estava mostrando que a analista passou ao largo.

Lucy Tower enxerga um pouco mais do que Little: relaciona a contratransferência com o *acting-out*. Mostra os *acting-outs* dela, como no caso do esquecimento da sessão de uma paciente complicada, agressiva. Fala, inclusive, do *acting-out* do analista. E também alega que o paciente violento, sádico cometeu *acting-outs*. Mas não nos disse quais eram. E temos outros dois casos clínicos clássicos em que Lacan mostra o *acting-out*: no seminário 3, sobre *A psicose*, apresenta o Homem dos Miolos Frescos, de Ernst Kris, e no seminário 5, o caso de perversão transitória de Ruth Lebovici.

No seminário 10, Lacan está trabalhando com as categorias de inibição, sintoma e angústia, de Freud. Ele coloca o impedimento e o *acting-out* na coluna do sintoma, e o embaraço e a passagem ao ato do lado da angústia. Lacan explica que é "a partir do Outro que o *a* assume seu isolamento, e é na relação do sujeito com o Outro que ele se constitui como resto"[24]. O objeto *a* está ligado à função de resto, largar mão, deixar cair (*laisser tomber*) é o *niederkommen lassen*, da Jovem Homossexual. Esse largar mão é o correlato essencial da passagem ao ato, é o momento de embaraço maior do sujeito, com o acréscimo comportamental da emoção como distúrbio do movimento. "É então que, do lugar em que se encontra — ou seja, do lugar da cena em que, como sujeito fundamentalmente historizado, só ele pode manter-se em seu status de sujeito — ele se precipita e despenca fora da

---

[23] *Idem*, p. 128.
[24] *Idem, ibidem*.

186 ◆ O DIABO E SUAS MÁSCARAS

cena"[25]. Na Jovem Homossexual, a função de *a* foi tão prevalente, afirma Lacan, que a análise com Freud também termina assim: ele a deixa cair. Estar nesse lugar é a função de resto, de ser deixado cair, de largar mão. Essa saída de cena, Lacan chama de "partida errante para o mundo puro". É a passagem da cena para o mundo. E Lacan relembra que aquilo que Electra não perdoa em sua mãe Clitemnestra é "que um dia ela a deixou escorregar de seus braços"[26]. A tentativa de suicídio da Jovem Homossexual foi uma passagem ao ato, afirma Lacan, mas toda sua aventura com a dama de reputação duvidosa foi um *acting-out*. Se a bofetada de Dora foi uma passagem ao ato, todo seu comportamento paradoxal na casa dos K. foram *actings-out*. O *acting-out* é orientado para o Outro. Lacan o compara com a libra de carne que, no balanço de contas, é o pagamento do empréstimo para tapar os furos do desejo.

Nos casos de Ernst Kris e de Ruth Lebovici, e sobretudo nos de Little e Lucy Tower, que estamos tratando aqui, os *acting-outs* foram as libras de carne com que os pacientes pagaram para mostrar a seus analistas qual era o objeto causa do desejo. "Com os miolos frescos, o paciente simplesmente faz um sinal para Ernst Kris: tudo o que o senhor diz é verdade, mas simplesmente não toda a questão; restam os miolos frescos"[27]. Em todos eles, trata-se de erros do manejo da transferência e da interpretação do analista.

---

[25] *Idem*, p. 124.
[26] *Idem*, p. 137
[27] *Idem*, p. 139.

DESEJO, ANGÚSTIA E ATO ◆ 187

Diferente do sintoma, o *acting out* é a transferência selvagem, ou transferência atuada; ele pede a interpretação[28]. Ele é como o elefante selvagem: como fazê-lo entrar no cercado? Como por o cavalo na roda para fazê-lo girar no carrossel? Todos eles são feito para se oferecer à interpretação do analista. São essas as metáforas que Lacan usa para mostrar que esses analistas não colocaram o objeto *a* para circular no tratamento.

Lacan marca que, no que diz respeito à contratransferência, as mulheres pareciam deslocar-se nela com mais facilidade. "Se as mulheres se movem com mais facilidade nela, em seus escritos teóricos, é porque, presumo eu, também não se movem nada mal na prática mesmo que não vejam seu móbil — ou melhor, não o articulem, pois por que não lhes dar crédito por um tantinho de restrição mental? — de maneira perfeitamente clara"[29].

Lucy Tower mostra o desejo do analista, com um tanto de restrição mental, pois não se dá conta. Mas se presta a ser esse objeto. Talvez a diferença dos outros analistas, inclusive de Freud com a Jovem Homossexual, é que ela faz semblante de objeto *a* para seu paciente sádico, se "abaixa" condescendentemente para ser o *a* na encenação dessa "peça" fantasmática.

Em seguinda, Lacan diz que o *a* se intromete em cena, seja na tragédia ou na comédia (melhor na comédia, já dizia isso no seminário 5). E com a história de Ajax desonrado, chega à pata do bode, começo da verdadeira história do

---

[28] *Idem*, p. 140.
[29] *Idem*, p. 197.

188 ◆ O DIABO E SUAS MÁSCARAS

desejo. É uma referência a Pã, ou se preferirem, em grego Dioniso. O bode, o sátiro, sobe ao palco. "O bode que salta no palco é o *acting-out*". E continua: "O *acting-out* de que falo é o movimento daquele a que aspira o teatro moderno, ou seja, que os atores desçam até a plateia e os expectadores subam ao palco e digam o que têm a dizer"[30].

O OBJETO *a* ENTRA EM CENA

E com isso, a seguir, Lacan começa a construir o que é o objeto *a*. Uma boca, um olho, os seios de Santa Ágata na bandeja, as línguas dardejantes que aparecem em "A náusea", os miolos frescos, a pata de bode; enfim esses objetos que caem e que são negativizados, então, pela presença do significante. Ficam *stolen glances* — o resto do olhar que fez sintoma no caso da paciente Frieda, de Margaret Little —, por exemplo, e com isso se faz a ligação entre o significante e *a*. Ou, dizendo de outra forma, a cooptação entre o desejo e a fantasia. Enfim, a partir desse seminário 10, um desejo não se concebe sem a relação com o real.

O objeto *a* é o resto abominado pelo Outro[31], o que sobra de uma operação, o objeto perdido. Lacan estuda a angústia em sua relação com o real, colocando-a como intermediária entre o desejo e o gozo. "No cerne da experiência do desejo, diria eu, está o que resta quando o desejo é satisfeito, digamos, o que resta no fim do desejo, fim que é sempre um falso fim, que é sempre resultado de um equívoco"[32]. O que sobra

---

[30] *Idem*, p. 155.
[31] *Idem*, p. 133.
[32] *Idem*, p. 192.

DESEJO, ANGÚSTIA E ATO ◆ 189

na relação com o desejo é esse *a*, suporte da fantasia. Em "O aturdito", escreverá que a função do desejo do analista é ser semblante desse lugar, do *a*[33].

A DIFERENÇA ABSOLUTA

No "Discurso à Escola Freudiana de Paris", em dezembro de 1967, quatro anos depois desse seminário sobre *A angústia*, Lacan escreveu que o desejo do analista é de obter a diferença absoluta. O desejo do analista é o ponto absoluto[34]. No artigo "O desejo do analista e a diferença absoluta", Luis Izcovich mostra muito bem que o desejo do analista é o desejo de que o sujeito alcance sua diferença absoluta. E que uma análise deve propiciar que ele saiba o que ele é. Podemos chamar sua identidade de gozo, o objeto *a*. O desejo do analista é fazer semblante de *a* para que o paciente possa encenar, não no palco, mas abaixo dele, na plateia, sua cena. Dizendo de outra forma, *savoir y faire* com seu sinthoma[35].

Todas essas questões cruciais para a clínica, Lacan as construiu a partir de seu seminário 10. A psicanálise é uma aposta ética de que os sujeitos possam ir até esse ponto. Mas não irão sem o desejo do analista, não irão com teorias sobre contratransferência, não irão com encurtamento de tratamentos para se adequar ao Discurso Capitalista, não irão com o casamento entre psicanálise e medicalização.

---

[33] LACAN, Jacques. (1972) "O aturdito". In: LACAN, Jacques. *Outros escritos*. Rio de Janeiro: Jorge Zahar Editor, 2003., p. 489.
[34] LACAN, Jacques. (1970) "Discurso na Escola Freudiana de Paris". In: LACAN, Jacques. *Outros escritos*. Rio de Janeiro: Jorge Zahar Editor, 2003, p. 277.
[35] IZCOVICH, Luis. "O desejo do analista e a diferença absoluta". In: *Heteridade, Revista da Internacional dos Fóruns do Campo Lacaniano*, 11, 2013, p. 213.

190 ◆ O DIABO E SUAS MÁSCARAS

O desejo do analista é sua oferta, o palco está aí. O analista faz semblante de objeto para o sujeito do inconsciente, não para o mercado, não para a psiquiatria. Não fazendo, a psicanálise perderá pacientes? Fracassará? Talvez, mas será esse o seu êxito.

O DESEJO
E A NEUROSE

*Creia-me, nós que somos uns trapaceiros,
tínhamos a necessidade de simular
e imaginar algo que fosse pior que nós,
como o Diabo.*

MAXIM GORKI

Detenho-me aqui em discorrer sobre a dialética da demanda e do desejo do neurótico, esse que mostra a verdadeira natureza do desejo. Um falacioso, alega Lacan, que caminha por atalhos para não chegar até o objeto de seu desejo. E por quê? Novamente me sirvo de *Hamlet* e de exemplos da minha clínica para falar dos tipos clínicos na neurose.

O NEURÓTICO, UM FALACIOSO

A neurose foi o caminho exemplar para descobrir a natureza do desejo. Tanto Freud como Lacan salientaram isso. Freud destacou o desejo como inconsciente: é o esquecido, o infantil, o que aponta para outra cena. Ele designa o lugar do inconsciente com um termo que lhe chamara a atenção em Fechner: *ein anderer Schauplatz*, uma outra cena[1]. Afirma, assim, um lugar outro para o próprio sujeito que sonha, um lugar do qual ele não tem conhecimento senão através de sonhos, lapsos, chistes e sintomas, ou seja, de manifestações que deformam seus conteúdos. O caminho para os desejos faz-se sempre por atalhos. Assim Freud teorizou desde o início.

Para Lacan, a neurose mostrou o caminho exemplar, pois articula o desejo à lei. "Mais do que qualquer outro sujeito, o neurótico valoriza o fato exemplar de que só pode desejar segundo a lei. Ele só pode dar um status a seu desejo como insatisfeito ou impossível"[2]. De início, já está normatizado pelo Édipo e tem como sua substância o Outro materno. Por isso, o desejo é a lei. "Sabe-se que sua manifestação edipiana, se não sadiana, é a mais exemplar. O desejo se apresenta como vontade de gozo, não importa por que vertente apareça"[3]. Está se referindo ao sadismo e masoquismo[4]. Se o desejo se apresenta como vontade de gozo, é uma vontade que fracassa, que encontra um limite. No ano seguinte, em seu seminário sobre *Os quatro conceitos fundamentais da*

---

[1] FREUD, Sigmund. (1900) "A interpretação dos Sonhos" In: FREUD, Sigmund. *Edição Standard Brasileira*, Vol. IV. Rio de Janeiro: Imago, 1976, p. 572.

[2] LACAN, Jacques. (1962-1963) *O Seminário, livro 10: A angústia*. Rio de Janeiro: Jorge Zahar Editor, 2005, p. 167.

[3] *Idem*, p. 166.

[4] Lacan marca que há um limite no princípio do prazer que não é o proposto pelo "paradoxo sadiano". Seguindo seu texto "Kant com Sade", podemos dizer moral sadiana-kantiana. Lacan sustenta nesse texto que a fantasia torna o prazer apropriado ao desejo, porém não se pode cair na fantasia sadiana, pois o direito ao gozo vai dar no "egoísmo da felicidade". (LACAN, Jacques. (1963) "Kant com Sade". In: LACAN, Jacques. *Escritos*. Rio de Janeiro: Jorge Zahar Editor, 1998, p. 798). E vai dar também na ética cristã, sustenta Lacan. Deve ser exatamente por isso que Lacan escreve que o paradoxo sadiano fica claro em sua ideia de inferno. O inferno, para ele, é a sujeição à tirania religiosa (p. 787). É do que ele mais foge e é onde se amarra.

O DESEJO E A NEUROSE ◆ 193

psicanálise, Lacan retoma os limites do desejo: o desejo não apenas esbarra nos limites, mas se sustenta neles. O que é mais condizente com sua afirmação de anos antes, quando trabalhava sobre *A ética*: a lei faz o desejo. Mas que limite é esse que, ao mesmo tempo, esbarra e sustenta? Uma lei moral, sadiana? Não. O limite é o do princípio do prazer. "O prazer é o que limita o porte do quinhão humano — o princípio do prazer é o princípio de homeostase. O desejo, este, encontra seu cerne, sua proporção fixada, seu limite, e é em relação a esse limite que ele se sustenta como tal, franqueando o limiar imposto pelo prazer"[5].

Lacan está, no seminário 11, retomando o fundamental freudiano, aquilo em que Freud ancorou a psicanálise. Desde o "Rascunho K", seu conto natalino, primeira tentativa freudiana de fazer um diagnóstico diferencial dos tipos clínicos, é o princípio do prazer-desprazer o índice do diagnóstico diferencial para Freud. Se Lacan usou uma pergunta, essa ao Diabo, e em italiano, para saber como o sujeito se posiciona em relação ao desejo, e isso define as estruturas, Freud havia usado os limites do prazer: um a mais, na neurose obsessiva e um a menos, na histeria, que se traduziria em asco e nojo. Duas formas de lidar com o limite do princípio do prazer e, assim, responder à representação intolerável[6].

Retorno a Hamlet. Lacan alega que muitos autores da psicanálise o "diagnosticaram" como obsessivo por seus graves

---

[5] LACAN, Jacques. (1964) *O seminário, livro 11: Os conceitos fundamentais da psicanálise.* Rio de Janeiro: Jorge Zahar Editor, 1998, p. 35.
[6] FREUD, Sigmund. (1896) "Rascunho K". In: FREUD, Sigmund *Edição Standard Brasileira*, Vol. I. Rio de Janeiro: Imago, 1976.

194 ◆ O DIABO E SUAS MÁSCARAS

sintomas psicastênicos, mas que ele poderia ser também um histérico, pois seu problema se constitui em reencontrar seu lugar de desejo. "Além disso, o que Hamlet faz se parece bastante com o que um histérico é capaz de fazer, ou seja, criar para si um desejo insatisfeito"[7]. Mas Hamlet é os dois, obsessivo e histérico, ele é o lugar do desejo. A peça serviu a Lacan para mostrar "o desejo do neurótico em cada instante de sua incidência"[8].

O neurótico é um falacioso, alega Lacan. Faz uma oferta falaciosa: quer que lhe demandem algo, que lhe façam súplicas, mas a única coisa que ele não quer é "pagar o preço". O preço a pagar é da sua castração, um rochedo suspenso sobre sua cabeça, mas que ele não entrega. Talvez seja por isso que Maxim Gorki — e essa frase do escritor russo veio bem a calhar, caindo-me nas mãos para colocar como epígrafe desse capítulo — via um lado trapaceiro no humano: de fazer uma armadilha para que o outro demande algo que, de antemão, ele já sabe que não dará.

O OBSESSIVO E O DESEJO

Lacan alega que é necessário entender o Eu dos sujeitos histéricos e obsessivos para saber através de quem e a quem ele formula sua pergunta e, assim, reconhecer seu desejo. Afirma que o obsessivo "arrasta para a jaula de seu narcisismo os objetos em que sua questão se propaga, no álibi multiplicado de imagens mortais e, domando-lhes as

---

[7] LACAN, Jacques. (1962-1963) *O Seminário, livro 10: A angústia*. Rio de Janeiro: Jorge Zahar Editor, 2005, p. 313.
[8] *Idem*, p. 313.

O DESEJO E A NEUROSE ◆ 195

acrobacias, dirige sua ambígua homenagem ao camarote em que ele mesmo se instala, o do mestre/senhor que não se pode ver'"[9]. E afirma que nesse espectador invisível do palco está a figura da morte.

A relação entre a preocupação com seu desempenho e a morte já estava apontada por Freud desde o Homem dos Ratos, quando se exibia tarde da noite ao espectro paterno, quando se preparava para uma prova e abria a porta para seu pai e, logo em seguida, regressando ao *hall*, contemplava seu pênis no espelho[10]. É preciso que, para o obsessivo, haja alguém que registre e testemunhe suas proezas. "Não se pratica uma proeza sozinho", alega Lacan. O Outro é diante de quem tudo isso se passa, o lugar onde se registra a façanha. Lacan novamente afirma um lugar de testemunha invisível para o Outro. E como espectador, a morte. Façanha, acrobacia, proeza são palavras que Lacan usa para dizer desse espetáculo que o obsessivo trava com a morte. Como dizia um obsessivo que atendo: quando sinto que a morte me ronda, penso em Epicuro "se eu estou aqui, a morte não está; se ela está é porque já fui". Esta espera da morte é uma possibilidade certeira do sujeito, é seu saber absoluto.

Esse tempo de compreender tão longo, que a clínica evidencia, pode ser entendido não como uma erótica do tempo, mas como parte do espetáculo mortífero, visando a

---

[9] LACAN, Jacques. (1953) "Função e campo da fala e da linguagem em psicanálise". In: LACAN, Jacques. *Escritos*. Rio de Janeiro: Jorge Zahar Editor, 1998, p. 305.
[10] FREUD, Sigmund. (1909) "Notas sobre um caso de neurose obsessiva" In: FREUD, Sigmund. *Edição Standard Brasileira*, Vol. X. Rio de Janeiro: Imago, 1976, p. 206.

196 ◆ O DIABO E SUAS MÁSCARAS

manutenção do Outro. Assim, o obsessivo se envolve com seus pensamentos e adia o ato. E com isso o momento de concluir fica distante, unindo-se o infinito do tempo com o impossível em desejar. Procrastinar, fingindo-se de morto para enganar a morte, é sua forma de manter o Outro sem falta.

Na música de Chico Buarque diz-se "Corro atrás do tempo. Vim de não sei onde. Devagar é que não se vai longe". Serve perfeitamente para marcar a relação do obsessivo com o desejo. O obsessivo se objetaliza, é sempre um outro, evitando seu próprio desejo. E assim, segue fundamentalmente alienado, matando o desejo e esperando chegar a hora de encontro com a morte. Seu assujeitamento ao mestre supremo que é a morte tem como consequência a vacilação de seu desejo.

Carmen Gallano, em seu seminário "Os impasses do desejo na neurose obsessiva", proferido em Campo Grande, marca como o obsessivo destrói seu objeto.

A criança obsessiva é pesada, chata, com sua demanda insuportável. Ela tem ideias fixas, exigências intoleráveis para o outro. É um modo de transferir o caráter incondicionado da demanda, absolutizando como necessidade, mas necessidade de uma coisa absurda e, por ser absurdo, demonstra que não é uma necessidade. Um paciente meu, mais velho, se lembra de que quando era pequeno, desesperava sua mãe porque quando ela lhe servia ovos fritos, dizia: Não! Não! Não! Quero ovos azuis! O pior é que a mãe pintava as cascas dos ovos de azul para fritá-los. "Vês, aqui tem ovos azuis." E o menino pegava os ovos e os quebrava, pisoteava-os, manchando o chão para demonstrar justamente que

O DESEJO E A NEUROSE ◆ 197

se tratava de um significante que não pode realizar-se no objeto da necessidade.[11]

Quando alguém é confrontado com "a bolsa ou a vida", só pode escolher a vida. Porém, a vida sem a bolsa é uma meia vida. Estamos aí na alienação fundamental teorizada por Lacan; a alienação é o destino. Porém, mesmo encenando sua pergunta ao Outro, o sujeito não se realiza todo no Outro, apenas metade. Não é apenas pelo *Che vuoi?* que encena seu espetáculo e sim por seu gozo, só que disso ele ainda não pode falar. É o indizível.

No tratamento do neurótico obsessivo é preciso recorrer a uma tática que o retire de suas manobras de se "fazer de morto", petrificado no nada. A estratégia do analista é de mostrar que a única saída desse jogo mortal, ainda que à custa de muita angústia, é bancar seu desejo, mantendo-se no significante, falando. Assim, o desejo do analista aposta na fala e, mais além, numa possível destituição subjetiva.

A HISTERIA E O DESEJO

A psicanálise começou com os *Estudos sobre a histeria*. Desde os primeiros textos, Freud escreveu sobre a "complacência somática" do sujeito histérico. E sabemos que o histérico sofre com seu corpo, que faz seu corpo de palco da dor de existir.

Desde o "Rascunho K", Freud denomina a histérica como aquela cujo evento traumático encontra saída através da

---

[11] GALLANO, Carmen. "Os impasses do desejo na neurose obsessiva". *Cadernos de Stylus. Revista de Psicanálise da Associação Fóruns do Campo lacaniano*, n. 3, 2014, p. 14.

198 ◆ O DIABO E SUAS MÁSCARAS

"lacuna psíquica" (amnésia, decorrente da repressão) e, consequentemente, pela manifestação corporal. Todos os casos descritos em *Estudos sobre a histeria* mostram isso. Podemos dizer que o sujeito histérico mostrou a Freud que o corpo humano não é o organismo — ele é tecido pela linguagem. No seminário 17, *O avesso da psicanálise*, Lacan afirma que a histérica não é uma escrava, que ela faz a "recusa do corpo", que ela se esquiva do objeto de seu desejo. Ela faz "greve do corpo", diz Lacan. Segundo Quinet, "o histérico oferece seu corpo como cama e mesa do Outro e diz sirva-se! Seu corpo é erogeneizado pelo Outro. O corpo é também a mesa de jogo — nesse caso literalmente — entre o consciente e o inconsciente, entre o sentido e o não-sentido, entre a presença recalcante da razão e o retorno do recalcado"[12].

Na conferência "Joyce, o Sintoma", Lacan afirma que a histérica é alguém a quem só interessa um outro sintoma, "o sintoma do outro como tal: o que não exige o corpo a corpo". E com isso ela vai se recusando. Fazer de seu corpo cama e mesa do Outro é também fazer greve, fruto de sua dificuldade em se aceitar como objeto do desejo[13].

Faz greve. Não entrega seu saber.

No entanto desmascara a função do mestre com quem permanece solidária, valorizando o que há de mestre no que é o Um do qual se esquiva na qualidade de objeto de seu desejo.

Aí está a função própria que temos demarcado há muito

---

[12] QUINET, Antonio. "Histerias". In: *Histeria: sujeito, corpo e discurso*. I Colóquio da EPCL — Fórum Rio de Janeiro. Rio de Janeiro: EPCL, 2003, p. 91.
[13] LACAN, Jacques. (1951) "Intervenção sobre a transferência". In: LACAN, Jacques *Escritos*. Rio de Janeiro: Jorge Zahar Editor, 1998, p. 221.

O DESEJO E A NEUROSE ◆ 199

tempo, ao menos no campo de minha Escola, sob a denominação de pai idealizado.[14]

Ele dá o exemplo de Dora, de suas manobras para se manter como o objeto precioso para o pai. Esse lugar precioso é situado a partir de seu questionamento sobre a outra mulher, nesse caso a Sra. K. Recusar o corpo a corpo é para tornar-se o objeto precioso.

Gallano, em seu livro "A alteridade feminina" alega que o

sujeito histérico — que aspira a se converter no Outro do Um, em A mulher do Um, que aspira a encontrar a chave de qual é esse Outro —, precisamente a pergunta que se faz é: qual é esse Outro sexo que falta no inconsciente para ser o Outro que falta ao Um? Ela, como sujeito do inconsciente, não pode sê-lo e não pode abordar essa alteridade excluída do inconsciente nela mesma, que a exilaria como sujeito de sua subjetividade. Então, buscando que este Outro seja igual a um sujeito, não pode senão colocar a ficção de um sujeito que seria A mulher e projetar o Outro sexo que falta no inconsciente, no fantasma da Outra mulher. Somente como outra poderia ser A mulher que falta ao Um e essa é a estrutura, além do imaginário, da Outra mulher interrogar o gozo que falta ao Um se tenha que situar num lugar sempre Outro.[15]

A histérica moderna tem fenômenos diferentes, máscaras de uma mesma estrutura. Lacan marcou que a histeria

---

[14] LACAN, Jacques. (1979-1970) *O Seminário, livro 17: O avesso da psicanálise.* Rio de Janeiro: Jorge Zahar Editor, 1992, p. 88.
[15] GALLANO, Carmen. *A alteridade feminina.* Campo Grande: Andréa Carla Deuner Brunetto Editora, 2011, p. 86.

era o único tipo clínico que resultava da estrutura. A partir dos últimos anos de seu ensino, passou a sustentar que a estrutura é o real — e a topologia também é o real[16]; assim, a estrutura é a causa do próprio discurso. Como Lacan sustentava que a psicanálise era sintoma do momento temporal em que chegamos na civilização[17], os sintomas histéricos do momento refletem seu tempo.

Assim, a máscara é diferente, mas sua recusa, sua greve, é a mesma. Vocês verão isso a partir do extrato caso clínico que apresento: uma histérica moderna, com seu pai idealizado e sua caixinha de joias, tal como Dora.

D. tem um mioma, precisa tirar o útero. Já tinha decidido que faria a histerectomia, pois tem mais de quarenta anos. Seu filho está criado, mas de repente surge a dúvida se deve fazer ou não a cirurgia, a ideia que isso vai envelhecê-la, pois mesmo aos quarenta uma mulher pode ter filhos. Será mulher do mesmo jeito sem o útero? Se é uma histérica, alega Lacan, *cherchez la femme*! Ei-la: conta à analista sobre sua amiga com mais de 43 anos que vive tentando engravidar. Eis um exemplo de como ela se recusa, colocando o corpo da outra mulher em questão. Ao que a analista interpreta com a pergunta: qual é a dúvida, já que não parece ser de úteros que se trata? Tem um sonho. Nele, diz à família que há um ladrão que quer entrar na casa, mas que não consegue, pois não tem as duas mãos. Vê com horror a falta delas, o toco dos braços. Ela ataca o ladrão para proteger a família, mas não

---

[16] LACAN, Jacques. (1972) "O aturdito". In: LACAN, Jaques. *Outros escritos*. Rio de Janeiro: Jorge Zahar Editor, 2003, p. 477.

[17] LACAN, Jacques. (1968-1969) *O seminário, livro 16: De um Outro ao outro*. Rio de Janeiro: Jorge Zahar Editor, 2008, p. 30.

O DESEJO E A NEUROSE ◆ 201

acreditam nela, acham que o ladrão não existia de verdade. Interpretação da analista: agora há uma dúvida que diz respeito a não acreditarem em sua palavra.

Na próxima sessão, outro sonho: entra no banco e, quando vai tirar extrato, tem um homem por perto, não sabe bem o que ele faz, mas depois percebe que ele retirou dinheiro de sua conta. Ela estava com um anel de brilhantes, que também some de seu dedo. Na cena seguinte está em uma loja de joias e estas sumiram. Recorda que o pai ficou doente, pediu a ela que pegasse uns extratos e ela vê que ele tinha muito dinheiro. Ele ficava dizendo à mãe dela que não tinha dinheiro para nada e não dava nada do que a mãe pedia, não comprava uma joia. Lembra-se de que, quando criança, seus irmãos maiores disseram aos pais que ela tinha matado com suas próprias mãos um animalzinho. Era muito pequena, mas lembra dele morto, do pescoço caído, da língua de fora. Mas não pode acreditar que fosse ela que o tivesse feito, era muito pequena.

Enfim, ela coloca uma questão sobre o que é a mulher em todos os sonhos e na identificação com o sintoma de uma outra, seja a amiga ou a mãe, coloca em questão o corpo de uma outra, perguntando o que é uma mulher para um homem que mente para ela. Tal como a Bela Açougueira. No seminário 5, Lacan pergunta: que pede esta esposa apaixonadíssima? Pede amor,

e as histéricas, como todo mundo, demandam amor, só que nelas isso é mais incômodo. Que deseja ela? Deseja caviar.... E o que ela quer? Quer que não lhe dêem caviar [...] Seu marido não lhe pediria mais do que dar-lhe o caviar, mas nesse caso, provavelmente, ele ficaria mais tranquilo, imagina ela. Porém o que nos diz Freud, formalmente, é que ela

202 ◆ O DIABO E SUAS MÁSCARAS

quer que o marido não lhe dê o caviar, para que eles possam continuar a se amar loucamente, isto é, a implicar um com o outro, a se atazanar a perder de vista.[18]

O que quer minha paciente quando atazana o marido que nunca tem dinheiro para dar a ela, e que, quando tem para dá-lo, diz "guarda para você, pois senão vai te faltar amanhã"? Ela o desmascara e, ao mesmo tempo, mantêm-se solidária a ele. Lacan afirma em "A psicanálise e seu ensino", que

> a histérica experimenta em si mesma nas homenagens dirigidas a uma outra, e oferece a mulher em quem adora seu próprio mistério ao homem cujo papel ela assume, sem dele poder usufruir. Na busca incessante do que é ser mulher, ela só pode enganar seu desejo, já que esse desejo é o desejo do Outro, por não ter satisfeito a identificação narcísica que a teria preparado para satisfazer um e outro na posição de objeto.[19]

Não acreditarem nela, que ela é uma mentirosa, é uma insígnia paterna. No seminário 5, Lacan afirma: dizer eu tusso como meu pai é formar o Ideal do eu e passar do amor ao pai para a rivalidade com ele, pela identificação.

Mas onde aparece o real do corpo que causa horror? No assaltante com as mãos cortadas e no animalzinho morto, com o pescoço destroncado e a língua caída. São sonhos de angústia, os que ela teve. Neles aparecem o horror da

---

[18] LACAN, Jacques. (1957-1958) *O Seminário, livro 5: As formações do inconsciente*. Rio de Janeiro: Jorge Zahar Editor, 1999, p. 376.
[19] LACAN, Jacques. (1957) "A psicanálise e seu ensino". In: LACAN, Jacques. *Escritos*. Rio de Janeiro: Jorge Zahar Editor, 1998., p. 453-54.

O DESEJO E A NEUROSE ◆ 203

castração. Não são os olhos arrancados, como no conto do "O homem de areia", mas são as mãos arrancadas, cortadas.

No artigo *Das Unheimlich*, Freud também dá um exemplo do horror de ter as mãos amputadas. É o conto "História da mão amputada", de Hauff. Ele alega: "a mão cortada tem certamente efeito inquietante, algo que relacionamos ao complexo de castração"[20].

O que fez oscilar a imagem narcísica, no caso de D., foi descobrir um pai endinheirado. Pois ela, como muitas histéricas, ama um pai pobre, um pai que precisa delas. Aliás, sua escolha amorosa, do homem nos moldes do pai, foi assim: um homem sem dinheiro, a quem ela ajuda com dinheiro que nem tem. Não foi apenas descobrir um pai endinheirado o que provocou a angústia: foi descobrir um pai que guarda seu dinheiro, esconde. Um pai do amor é o que dá o que não tem, e não o que não dá o que tem.

O DIABO, *PÈRE-VERSAMENTE*

Em 1819, três anos depois de escrever "O elixir do diabo", e dois anos depois de escrever "O homem de areia", E. T. A. Hoffmann escreveu o conto *O diabo em Berlim*. Nesse conto, tão inquietante como tudo que ele escreveu, o Diabo chega em Berlim como um estrangeiro[21], um excêntrico que busca reconhecimento dos citadinos, que quer ter amigos, ser acolhido.

---

[20] FREUD, Sigmund. FREUD, Sigmund (1919) "O inquietante". In: FREUD, Sigmund. *Obras completas, volume 14*. São Paulo: Companhia das Letras, 2010, p. 366.

[21] O autor começa marcando que tudo aconteceu em Berlim, no ano de 1551. Deve ter importância esse ano, mas minha pesquisa histórica não encontrou nada que fizesse referência com a obra. HOFFMAN, E. T. A. "O Diabo em Berlim". In: *Contos de Terror: Pactos demoníacos. E.T.A. Hoffmann, Marquês de Sade e outros*. Editora Triumviratus, 2016.

204 ◆ O DIABO E SUAS MÁSCARAS

Vai em todos os enterros, chora compulsivamente por todos os mortos. Até mesmo mais que os familiares. Parece um tanto estranho para os burgueses, mas eles relevam. O simpático senhor/Diabo é manco, e os moradores da cidade, quando tentam ajudá-lo a atravessar os buracos, valas e outras dificuldades que existem numa cidade para quem tem dificuldade de locomoção, ao ser apoiado por um altruísta morador, dá um salto e desequilibra o outro. Para todos que passaram por isso é um momento de inquietante estranheza. O Dito Cujo responde que já foi bailarino na Hungria, antes de ter ficado manco. Mas a parteira da cidade o reconhece, é a alma dela que ele veio buscar. Antes, tem de colocá-la em falso. E quando o burguês eminente da cidade tem um filho escuro e com chifres, a parteira é acusada de bruxaria. E se salva da fogueira no último minuto porque efetiva seu pacto.

O que quero destacar no conto é como o Diabo chega à cidade com a demanda de reconhecimento. E como, falaciosamente, coloca os outros em falso; literalmente, lhes passa rasteiras. Estes, mesmo depois das rasteiras, dos choros exagerados em velórios, acreditam nele. Mesmo depois dos momentos em que a imagem narcísica vacila, voltam à crença nele, mesmo que a personagem continue querendo angustiá-los.

O neurótico vive o inferno por temer ser um perverso. Freud marcou bastante isso e relacionou esse medo ao perverso polimorfo que todo neurótico foi em sua infância. Ele o é em seu inconsciente. Um perverso é aquele que lealmente oferece-se ao gozo do Outro e, assim, provoca a angústia do outro. Eis o medo de todo neurótico. O Diabo é o inconsciente de um neurótico em seu medo atroz de ser um perverso. Por isso, escolhi a frase de Maxim Gorki para a epígrafe deste capítulo. Se já dei muitos nomes ao Diabo, aqui o chamarei de perverso.

A RODOVIA DO DESEJO

Como caístes do céu, oh Lúcifer, filho da aurora!
E foi derrubado por terra,
logo tu, que abateste a nações!
E tu eras aquele que dizias com teu coração:
eu subirei ao céu!
Sobre as estrelas de Deus exaltarei meu trono!
E me sentarei no Monte da Assembleia,
nos lados do norte
me remontarei sobre a altura das nuvens:
serei semelhante ao Altíssimo!
Ao invés foi atirado do céu nas profundezas do abismo.

Isaías (14:12-15)

A tríade infernal que Lacan estabelece é o real, o simbólico e o imaginário. Ela é infernal, mas é o que permite ao sujeito ter uma errância com um ponto de amarração. É isso o Nome--do-Pai. Os neuróticos, que têm um pai, são os enganados, vivem um inferno, obcecados por seu medo da perversão, procurando seus próprios desejos para não os encontrar, vivendo em um labirinto circular. Mas não estão soltos, tem uma estrada principal a qual podem voltar. É o pai.

206 ◆ O DIABO E SUAS MÁSCARAS

O PAI, VIVO?

Investigando o papel das fantasias na formação dos sintomas, Freud alega que podem derivar de uma culpa neurótica. Ele dá o seguinte exemplo:

> Um homem que cuidou de seu pai numa prolongada e penosa doença mental, conta que nos meses seguintes ao falecimento sonhou repetidas vezes que o pai vivia novamente e falava com ele como antes; mas ao mesmo tempo lhe doía muito que o pai já tivesse morrido e apenas não o soubesse. Não resta outro caminho para compreender este sonho aparentemente absurdo senão acrescentar "conforme o desejo do sonhador" ou "em consequência do seu desejo" após as palavras "que o pai tivesse morrido", e "que ele o desejava" após as últimas palavras. O pensamento onírico é então o seguinte: para ele é uma lembrança dolorosa ter tido que desejar a morte do pai (como liberação) enquanto ele ainda vivia, e como seria terrível se ele tivesse suspeitado disso. Trata-se então do conhecido caso de autorrecriminações sobre a perda de uma pessoa querida, e a recriminação diz respeito, neste exemplo, à significação infantil do desejo de morte relativo ao pai.[1]

No início de seu seminário 6, Lacan se detém nesse sonho do paciente freudiano, um filho e um pai, que não sabia que estava morto, para nos mostrar a relação com o desejo. O paciente, após a morte do pai, depois de longa e sofrida

---

[1] FREUD. Sigmund. (1911) "Formulações sobre os dois princípios do funcionamento psíquico" In: FREUD, Sigmund. *Obras Completas, volume 12*. São Paulo: Companhia das Letras, 2010, p. 120.

doença, sonha que o pai está vivo e não sabia que estava morto. A interpretação freudiana é que o filho se culpa não pelo seu voto de morte do pai, no período da doença — para que cessasse o sofrimento — mas pelo voto edipiano de morte. Desse desejo, porém, ele não pode saber. Esse "ele não sabia" é o que Lacan teorizará longamente em seu referido seminário.

À posição de "ele não sabia" diante do desejo, descrita por Jones como a afânise, Lacan se pergunta o que significa, na estrutura do sujeito, essa possibilidade da afânise. Ele afirma que o desejo se apresenta sob uma forma evanescente, que seu último temperamento é a castração. E se pergunta se podemos nos aproximar do que é a realidade do desejo. "Por que no nível onde o sujeito está engajado, entrado ele mesmo na fala e por aí na relação ao Outro como tal, como lugar da fala, há um significante que falta sempre." Ao que conclui: "o desejo é a metonímia do ser no sujeito: o falo é a metonímia do sujeito no ser"[2].

Lacan se pergunta qual é o crime do sujeito e responde: é "nenhum outro crime senão aquele de haver existido nesse desejo"[3]. E continua: "assumindo a dor de seu pai sem sabê-lo, o que é visado é manter diante dele, no objeto, essa ignorância que lhe é absolutamente necessária, aquela que consiste em não saber que mais vale não ter nascido". Terminando por concluir que não há nada além, no último termo da existência, que a dor de existir.

O pai morto, vivo no sonho do filho, não sabe que está morto. Nem que é como morto que ele faz a função de

---

[2] LACAN, Jacques. (1958-1959) *O Seminário, livro 6: O desejo e sua interpretação*. Rio de Janeiro: Jorge Zahar Editor, 2016, p. 32.
[3] *Idem*, p. 107.

208 ◆ O DIABO E SUAS MÁSCARAS

Nome-do-Pai. Sabemos disso desde que Freud o instituiu com *Totem e tabu* e com o que ele aprendeu escutando os neuróticos. Um pai morto, mas vivo nos sonhos de um filho; no delírio obsessivo de outro, que o espera à meia-noite, abrindo a porta da casa para vê-lo; no arrastar a perna de outra, que com isso carrega o pai consigo e arrasta seu luto[4], tudo isso faz com um sujeito seja o enganado pelo seu inconsciente, mas que tenha sua peregrinação orientada pelo real, pelo simbólico e pelo imaginário. "É muito certo que no estado atual das coisas, vocês são todos e cada um de vocês, tão inconsistentes quanto os seus pais, mas é justamente pelo fato de tanto estarem inteiramente suspensos neles que vocês estão no estado presente"[5].

Aqui, em seu seminário *RSI*, Lacan define o que é um pai, aquele que tem direito ao amor, senão ao respeito de um filho, que está *père-versamente* orientado para uma mulher, o objeto causa de seu desejo. A única garantia da função do pai é a função de sintoma. E pouco importa que ele tenha sintomas. O melhor é que ele esteja aposentado de qualquer magistério. Lembra do pai de Schreber, que profere a lei sobre tudo[6]. Concomitante a sua definição do que é um pai,

---

[4] Se é que se faz completamente o luto de um pai de algum dia. "Quando meu pai morreu, nunca mais me consolei/Busquei retratos antigos, procurei conhecidos,/parentes, que me lembrassem sua fala,/ seu modo de apertar os lábios e ter certeza./Reproduzi o encolhido de seu corpo/em seu último sono e repeti as palavras/ que ele disse quando toquei seus pés:/ 'Deixa, tá bom assim'./ Quem me consolará desta lembrança?/ Meus seios se cumpriram/ e as mortes onde existo/ são pura sarça ardente da memória." "As mortes sucessivas". PRADO, Adélia. *Poesia reunida*. Editora Siciliano, 1991.

[5] LACAN, Jacques. (1974-1975) *O Seminário 22: RSI*. Inédito. Aula de 11 de fevereiro de 1975.

[6] *Idem*. Aula de 21 de janeiro de 1975.

A RODOVIA DO DESEJO ◆ 209

está a do sintoma como letra e do inconsciente como feito de duas matrizes que não fazem dois: a linguagem e o real.

O lugar do pai é problemático, ainda que seja esse ponto de amarração, esse furo o que mantém atado os três registros. O *Abba* foi usado a torto e a direito, alega Lacan. Sobretudo pela religião, através dos tempos. E Lacan diz assim, *Abba*, o Deus pai, nas línguas semíticas. Foi utilizado por Jesus Cristo, no momento de sua morte, quando suplicara a Deus, chamando-o de Pai[7].

Lacan começa a operação de nomeação em seu seminário *Mais, ainda*, segue no ano seguinte, em *Os nomes do pai/ Os não-tolos erram* e o confirma em *RSI*. Em sua sétima aula do *RSI*, Lacan afirma que, na fábula bíblica, o homem é um animal como os outros, mas parasitado pelo *blábláblá*, pelo simbólico. A imaginação humana sonhava com "Deus que fala". E nomeia. Como na Bíblia, eu te batizo. O Nome do Pai é também um vivo, que batiza, nomeia. Sua função radical é dar nome às coisas, com todas as consequências que isso comporta. *Naming*. O realismo do nome é melhor do que o nominalismo do Real: "o nome, meu Deus, é posto, põe-se qualquer um para designar o Real"[8].

O REAL

No sonho de Anna Freud com morangos, vimos que algo foi perdido, os morangos, e ficou só seu traço significante. Lacan também deu o exemplo da pegada de Sexta-feira, referindo-se a *Robinson Crusoé*, para afirmar que é isso o

---

[7] *Idem*. Aula de 18 de fevereiro de 1975.
[8] *Idem*. Aula de 11 de março de 1975.

210 ◆ O DIABO E SUAS MÁSCARAS

significante: a pegada - "aquilo que o homem deixa atrás de si é um significante, é uma cruz, é uma barra enquanto barrada, enquanto recoberta por uma outra barra por um lado, que indica que, como tal, ela está apagada"[9].

O desejo, então, tem sua marca de ignorância absoluta, é exilado, evanescente e, no final, aponta para o *me funai*. Antes não ter nascido é o destino do saber, caso o sujeito saia de sua posição de "ele não sabia". Lacan já aponta, nesse seminário, que é dos primeiros, "a pegada do real" que construirá a partir dos próximos.

Onde está o real? O real não é o todo, assim como o dizer do analista não é o da completude, não é o de preencher a falta. Lacan faz, novamente em *RSI*, sua crítica ao pensamento, que é bem débil, porém alega que sua debilidade vem do binarismo da linguagem. Ele quer uma espécie de pensamento que "preso bem junto do verdadeiro, deixe escapar por entre os dedos, se posso assim dizer, o Real"[10].

Nem é a matemática do binarismo o que ele quer — ele quer a tríade que são os nós. Quanto à verdade, é um conceito, se limita e não é bastante para tomar o Real que se tem nas mãos. O Real está na mão, entre os dedos. É uma forma de dizer que está na clínica, desde o início, à mão, ainda que não tenhamos como tomá-lo sem antes desgastar muito o sentido. A relação sexual anda por aí, nas ruas, à mão, no roça-roça, como diz Lacan. Ele falou nessa aula de seu seminário que Freud marcou bem que tudo que se

---

[9] LACAN, Jacques. (1958-1959) *O Seminário, livro 6: O desejo e sua interpretação*. Rio de Janeiro: Jorge Zahar Editor, 2016, p. 322.
[10] LACAN, Jacques. (1974-1975) *O Seminário 22: RSI*. Inédito. Aula de 18 de março de 1975.

A RODOVIA DO DESEJO ◆ 211

falou sobre o sexual no viés filosófico "transpirou a relação sexual a mãos cheias"[11].

Nas aulas anteriores desse seminário, Lacan já havia dito que, com o objeto *a*, estamos com a barriga mais ou menos vazia. Assim, posso dizer que, com a relação sexual, estamos com as mãos mais ou menos cheias: o Real está à mão, entre os dedos, mas não podemos nos servir dele. Estamos mais ou menos como Tântalo, esse que Lacan comparou ao obsessivo, que está com comida e bebida quase em suas mãos, mas não consegue alcançá-los, estando com as mãos meio cheias e meio vazias. O que mostra que o analista não pode ficar como Tântalo, sua posição é a da voz baixa — como Lacan sustenta em "Radiofonia" e, também, em *RSI* — e das mãos vazias.

A TRÍADE INFERNAL DO SIMBÓLICO, DO IMAGINÁRIO E DO REAL

O nó borromeano é tri, trivisão, tríade, trindade. Por isso a religião verdadeira é a cristã. É infernal, mas é borromeana. Na aula de 18 de fevereiro de 1975, Lacan faz a pergunta: o que é um buraco se nada o cinge? A partir dessa pergunta, fala sobre a ex-sistência, o nó, o real. E chega, a partir de sua experiência, propriamente analítica, a dizer "essa trindade infernal do Simbólico, Imaginário e Real". "Não penso tocar aqui uma corda que não seja freudiana" — *Flectere si nequeos superos, Acheronta movebo*. Faz referência à frase da primeira página de *A interpretação dos sonhos* e conclui que o desejo é o Inferno,

---

[11] *Idem, ibidem.*

212 ◆ O DIABO E SUAS MÁSCARAS

o Inferno muito precisamente nisto que é o Inferno que lhe falta, e com essa consequência de ser a que ele aspira, e temos testemunho disso, o testemunho da neurose, que é exatamente isso, que o neurótico é alguém que não chega ao que para ele é a miragem onde ele encontraria satisfação, a saber, uma perversão, a neurose é uma perversão falha.[12]

Em outra aula desse seminário, a de 8 de abril de 1975, Lacan afirma que o ser acredita na fala, acredita que está aí sua salvação. Isso é por causa do traço unário. O sucesso dele, Lacan, é acreditar no ato falho. Esse ato é revelador de um lugar (sítio, em espanhol) e de um transítio, marcando o trans, um além. Antes tinha falado do humano e do transhumano. A chave é o trans, a transterritorialidade:

> tudo diz respeito ao trans. Basta apenas trazer esse trans à sua justa medida. Meu sucesso, então, minha sucessão, é o que isso quer dizer, permanecerá nesse transitório? Pois bem, é o que de melhor pode lhe acontecer, pois de qualquer maneira, não há a menor possibilidade que o *humant* transborde o que quer que seja. Mais vale, então, a peregrinação sem fim.[13]

E passa a falar do errar de Freud, o *erre* no duplo sentido, do erro-lapso e da errância. "O errar de Freud, nisso rigorosamente o nó [borromeano] ex-siste". E retoma Aragon[14]: ele

---

[12] *Idem.* Aula de 18 de fevereiro de 1975.
[13] *Idem.* Aula de 8 de abril de 1975.
[14] Escrevo "retoma Aragon", pois no seminário 11, *Os quatro conceitos fundamentais da psicanálise*, para falar do olhar como objeto *a*, Lacan usou o poema

A RODOVIA DO DESEJO ◆ 213

reclamava de um tempo em que se suprimiu as encruzilhadas. "Enfim, não sei o que deu nele que achou que não haveria mais encruzilhadas, passagens subterrâneas, esquinas"[15]. Ele pensava nas autoestradas, o que quer dizer? Uma estrada em si ou uma estrada para si? A rodovia, *autoroute* em francês, é o Nome do pai. Quem tem a rodovia, estrada principal, pode errar até mesmo nas encruzilhas, "mas erra limitado pelo nó"[16]. Vai até uma distância e volta. Desde o seminário 3, sobre as psicoses, para falar da errância do psicótico, Lacan usa a metáfora da

---

de Louis Aragon, "A loucura de Elsa". Aqui, em *RSI*, a referência é ao romance surrealista de Aragon intitulado "O camponês de Paris". Lançado em 1926, nele, a personagem é a cidade de Paris, com toda sua topologia, suas ruas, prédios, com passagens de uma rua para outra, de galerias, com lojas abandonadas, de proprietários que não conseguem mais pagar os aluguéis, pressionados pelo poder do capitalismo, do moderno, das "Galerias Lafayette". Toda essa geografia é repleta das histórias de pessoas que ele encontra nas ruas e com quem conversa. Na verdade, andando pelas ruas e conversando com seu amigo André Breton, as encruzilhadas a que ele se atém, escreve, são as sentimentais, cruzadas do desejo. É dessa geografia da cidade que ele trata. Uma escrita belíssima da qual dou um exemplo aqui para meus leitores: "Nada más ridículo que el conflicto de una llama con el fuego que la rodea. Jamás abandonarás tu navío de ilusiones, tu villa de amapolas con su hermoso techado de plumas. Tus carceleros, que no son sino ojos, pasan una y otra vez agitando sus haces de reflejos. En vano crees que, tras veintiséis años cavando con un retazo de tu razón enflaquecida un túnel que nace en tu jergón, alcanzarás la orilla del mar. En secreto, tu memoria desemboca en una fosa de olvido. Allí encontrarás las flores de siempre, las mismas florestas de cabellos, los mismos desastres de caricias. En tus silvestres soledades, los leones recostados son destellos de amnesia y los fantasmas, ¡los fantasmas nacarados! Que parecen estar rezando, se desdibujan en el horizonte. Esclavo de un tremor, enamorado de un murmullo, no dejo de degradarme en este crepúsculo de la sensualidad. Un poco más impalpable, un poco menos perceptible.... cada día que pasa, me voy difuminando en mí mismo, para acabar finalmente no queriendo que me comprendan y sin comprender yo mismo ni el viento, ni el cielo, ni la menor de las melodías, ni la bondad ni las miradas". ARAGON, Louis. *El aldeano de París*. Madri: Errata Naturae Editora, 2016, p. 60.

[15] LACAN, Jacques. (1974-1975) *O Seminário 22: RSI*. Inédito. Aula de 18 de fevereiro de 1975.

[16] *Idem, ibidem*.

214 ◆ O DIABO E SUAS MÁSCARAS

rodovia — não é a mesma coisa dizê-la em português, pois em francês é uma estrada auto, uma estrada para si. É essa ideia Lacan que vai retomar vinte anos depois, no *RSI*. O psicótico, que faz a relação sexual acontecer com Deus, é um não-enganado. Mesmo no seminário *RSI*, de 1975, Lacan usa as encruzilhadas e as errâncias, mas não esquece a estrutura, a estrutura é o real. Aliás, a própria forma de errar, designa a estrutura. E passa a falar de tipos clínicos para a neurose obsessiva e a histeria, como Freud o fez.

No seminário 3 sobre *As psicoses*, Lacan já dizia "você erra se tem a rodovia". As errâncias do neurótico são feitas na rodovia: "A estrada principal é um sítio em torno do qual não só se aglomeram todas as espécies de habitações, de estâncias, mas também que polariza, enquanto significante, as significações"[17].

E Lacan continua: "Se você tem a rodovia, pode adicionar pequenos caminhos, pode-se pegar uma rota assim ou assado, nas encruzilhadas se produz um centro de significações"[18].

"Se a estrada principal não existe, a gente se vê diante de um certo número de pequenos caminhos elementares"[19]. O psicótico, então, erra pelas estradas periféricas, pelas encruzilhadas, sua peregrinação é sem fim, pois lhe falta tomar o caminho da rodovia. Na rodovia ele só consegue se servir dos letreiros.

Para levar um pouquinho mais adiante minha metáfora, eu lhes direi: como fazem eles, aqueles que a gente chama

---

[17] LACAN, Jacques. (1955-1956) *O Seminário, livro 3: As psicoses (1955-1956)*. Rio de Janeiro: Jorge Zahar Editor, 1985, p. 328.
[18] *Idem*, p. 329.
[19] *Idem*, p. 330.

A RODOVIA DO DESEJO ◆ 215

usuários da estrada, quando não há a estrada principal, e que se trata de passar por pequenas estradas para ir de um ponto a outro? Eles seguem os letreiros postos à beira da estrada... Isso quer dizer que ali onde o significante não funciona, isto se põe a falar sozinho à beira da estrada principal. Ali onde não há estrada, as palavras escritas aparecem nos letreiros.[20] As palavras aparecerem nos letreiros é uma forma de dizer que o que não opera no simbólico, aparece no real.

Quando Lacan alega que o nó borromeano é uma espacialização que faz encruzilhadas, é para marcar que são enodamentos que se sobrepõem de forma acertada. Só assim ele mantém o vazio em seu centro. As encruzilhadas e as passagens subterrâneas devem ser de uma maneira propícia ao enodamento: o simbólico passa por cima do imaginário e o real passa por cima do simbólico e debaixo do imaginário[21].

O DIABO TEM UM PAI

Giovanni Papini escreveu em 1953 um livro intitulado *O Diabo*. Ele apresenta seu livro dizendo que centenas de livros já foram escritos sobre o Diabo, mas sustenta que esse é o primeiro escrito por um cristão, "conforme o mais profundo

---

[20] *Idem, ibidem.*

[21] Diferente de Aragon, que não acreditava nas encruzilhadas, Lacan, sim apostava nelas, e que o enodamento borromeano de RSI decorria de encruzilhadas lógicas. Para isso os remeto aos volumes de *Passo a Passo, rumo a uma clínica borromeana*, de Rithée Cevasco e Jorge Chapuis. Os dois primeiros volumes já estão lançado no Brasil pela Aller Editora. CEVASCO, Rithée.; CHAPUIS, Jorge *Passo a passo: Rumo a uma clínica borromeana (I)*. Trad. Paulo Sérgio de Souza Jr. São Paulo: Aller Editora, 2021 e CEVASCO, Rithée.; CHAPUIS, Jorge *Passo a passo: Rumo a uma clínica borromeana (II)*. Trad. Paulo Sérgio de Souza Jr. São Paulo: Aller Editora, 2022

216 ◆ O DIABO E SUAS MÁSCARAS

sentido do cristianismo"[22]. E faz uma lista com vários itens de tudo que seu livro não é. De certa forma, ele pretende redimir o Diabo, reaproximá-lo de seu Pai, colocando-o como um ser que sofre. É uma visão um tanto dramática de Lúcifer. No livro, ele se pergunta: como pode Deus, que é amor, condenar a uma parte de seus filhos à desesperação eterna? Sua questão se parece com a de Santo Agostinho sobre o mal. Papini escreve que Lúcifer foi condenado à pena mais atroz: a de não poder amar. E Deus está condenado a uma pena quase tão cruel: amar sem ser amado[23].

Em um capítulo intitulado "A trindade diabólica", Papini afirma que o Diabo sabe que para dois fazerem Um, ele precisa ser três — ele entende a lógica matemática dos nós borromeanos —, por isso imita a trindade de seu Pai criador. Três pessoas unidas porém distintas. A primeira é o rebelde, a criatura que quis suplantar o pai; depois o tentador, que convida o humano a imitar Deus, como fez um dia o filho. E, finalmente, o colaborador, que com o conhecimento de seu pai, atormenta os homens sobre a terra e no Inferno. "Essas três pessoas coexistem no Diabo, porque uma é sua natureza e ele é também por sua vez, rebelde, tentador e colaborador"[24].

Papini escreve que, na Idade Média, os escritos filosóficos e religiosos salientavam que o Diabo estava em todo lugar. *Ubique daemon*, escreveu Salviano, discípulo de Santo Agostinho. Sua onipresença era igual a de Deus[25].

---

[22] PAPINI. Giovanni. *El Diabo*. México: Editorial Parruá, 2011.
[23] *Idem*, posição 314.
[24] *Idem*, posição 594.
[25] *Idem*, posição 552.

A "Epístola aos efésios" coloca Lúcifer como o mais invejoso dos anjos, invejoso da atenção que Deus dá aos homens. Também o mais poderoso, o que poderia se insurgir contra seu pai. "Lúcifer que, não sem razão, estimava ser a criatura mais alta e perfeita, se doeu e encolerizou ante o anúncio da eleição que viria a magnificar o homem, tão inferior a ele. Da dor passou ao ressentimento; do ressentimento, ao ódio, e do ódio nasceu a ideia da rebelião"[26]. Segundo essa teoria, Lúcifer é um filho ciumento que aspira a ser o único, a fazer Um com seu pai — a rebelião contra Ele vem depois, com o ódio.

No Canto 34, o último do *Inferno* de Dante, aparece Lúcifer, monstruosamente, com sua bocarra e costas peludas, engolindo três traidores: Bruto e Cássio, os dois que traíram Júlio César, e Judas Iscariotes, que dispensa explicações sobre quem traiu. Um pouco adiante dessa descrição, a palavra que aparece é Satanás, e, a seguir, Dante volta a usar Lúcifer. "Eis o lugar horrendo"[27]. Lúcifer é horrendo e já foi tão belo. "Quem foi tão belo, quanto é feio agora. Contra o criador a fronte alçando. Vera causa é a do mal, que o mundo chora"[28]. Lúcifer tem três faces. E asas enormes, maiores do que das aves e mais potentes do que a nau de um navio. Elas produziam gélidos ventos. Padecem os três traidores, a um tempo assim. Quem mais sente dor ao ser dilacerado é Judas Iscariotes. Lúcifer destrói os três traidores, mas e quanto a ele, o quarto traidor, o que traiu o pai? O mais belo anjo escorregou para o Inferno e se enfeiou, perdeu o brilho.

---

[26] *Idem*, posição 604.
[27] ALIGHIERI, Dante. *A divina comédia*. São Paulo: Atena Editora, 1957, p. 174.
[28] *Idem*, p. 175.

218 ◆ O DIABO E SUAS MÁSCARAS

A descrição de Dante é condizente com a bíblica, de Isaías, epígrafe desse capítulo.

O historiador Robert Muchembled afirma que foi Lorde Byron quem reabilitou Lúcifer para "convertê-lo no pai de toda rebelião e no arquétipo mesmo do maldito"[29]. Ele destaca como os escritores românticos reafirmaram a beleza de Lúcifer: ele é o mais formoso e perfeito de todos os anjos. É o portador da luz; *lux*, luz e *ferre,* portar. Assim, ele foi chamado nos registros antigos: a estrela da manhã[30]. Ou como está na tradução de Isaías, epígrafe desse capítulo, o filho da aurora[31]. "Quem do mundo, previdente, traçou os confins, e nele, de começo, fez distinção do oculto e do patente,/não pôde o seu valor deixar impresso no universo inteiro, que o seu Verbo alcançaria um infinito excesso./E prova disso é o primeiro Soberbo que, embora a mais perfeita criatura, não aguardando a Luz, caiu acerbo"[32]. Assim Dante escreve em seu XIX canto, do Paraíso. "Per non aspettar lume", Lúcifer soberbo, caiu. Papini, em seu livro sobre o Diabo, marca que, para Dante Alighieri, não apenas Lúcifer foi soberbo, mas também impaciente. Não soube esperar a plenitude da graça e caiu antes do tempo, "como um fruto que cai ácido da árvore que o sustenta"[33].

---

[29] MUCHEMBLED, Robert. *História del diablo.* Trad. Federico Villegas. México: Fondo de Cultura Econômica, 2002, p. 226.

[30] Desse Lúcifer da era romântica deve ter saído a inspiração para escolherem o ator Tom Ellis para ser Lúcifer Morningstar, no seriado do Netflix. Bela estrela da manhã!

[31] Já Mefistófeles é aquele de quem "a luz não é minha amiga".

[32] ALIGHIERI, Dante. *A divina comédia.* Tradução Ítalo Eugenio Mauro. São Paulo: Editora 34, 5ª edição, 2019, p. 134.

[33] PAPINI, Giovanni. *El Diabo.* México: Editorial Parruá, 2011, posição 718.

O que significa "não esperar luz", pergunta-se Papini. Ao que responde: Lúcifer não queria, na redenção, ser chamado de colaborador e sim de "maior luz", queria mais glória e dignidade do que o pai havia lhe dado. E conclui Papini: "tivesse sabido esperar e teria percebido que sua soberba seria uma loucura"[34]. Sim, loucura de errar pelas estradas sem as encruzilhadas e passagens subterrâneas. Assim, podemos dizer que a errância do Diabo tem uma amarração, e isso faz com que suas encruzilhadas sejam enodadas mantendo um furo no centro que chamamos Nome-do-Pai. Ele tem um pai — *Habemus Papam*, como Freud escreveu a Fliess.

Já dei muitos lugares a Ele. O lugar do inconsciente, como Freud o fez; um pai ambivalente, um estrangeiro, A Mulher, um perverso, e agora, um filho. E neurótico. Com todos eles, pode sustentar seu Nome como ex-sistência.

---

[34] *Idem*, posição 730.

A PORTA ESTREITA E O CAMINHO LARGO

O Diabo não há!...
Existe é homem humano.
Travessia.

Grande Sertão: Veredas, GUIMARÃES ROSA

Lacan pretende circunscrever o real, o impossível do real, que se enuncia com o "não há relação sexual". Demonstra isso com a topologia e alega que ela é a estrutura. Em "O aturdito", explica o passo-a-passo, do toro ao *cross-cap*, mas sem usar nenhuma imagem. Não quer que seus leitores fiquem capturados pela imageria. Alega que poderia mostrar tudo isso pela pura álgebra literal. Lacan chamará a lógica de "a ciência do real" e, nos próximos anos, passará dessa topologia à dos nós borromeanos. Mas sente que poucos o seguirão nesse caminho.

O TODO E O NÃO-TODO

Em "O aturdito", Lacan começa o texto se contrapondo à lógica aristotélica do universal. Ele avisa que, com o Discurso

222 ◆ O DIABO E SUAS MÁSCARAS

Analítico, parte de migalhas. Com essas migalhas, as formações do inconsciente, "tropeço, ação fracassada, sonho", constrói uma lógica que se contrapõe ao universal. Isso que "não está em lugar nenhum", é um *ab-sens*, fora do sentido, é o inconsciente. "Não há o menor acesso ao dizer de Freud que não seja foracluído", alega Lacan[1].

Começa seu texto com duas referências: o Hospital Henri-Rousselle e a lógica aristotélica. O filósofo se inscreve no Discurso do Mestre no papel de bobo — o que não quer dizer que ele diga besteiras — e vai mostrar o exemplo de Aristóteles com Alexandre, o Grande, seu senhor-aluno: e se Aristóteles tivesse orientado seu aluno pelo não-todo, negando o universal? Ele iria querer saber das equivocidades das palavras, do furo, dos limites? Como ser "o Grande", como construir um império sem apostar no universal? O não-todo não cabe no projeto de imperar *(impirer)* no universo[2].

Sigo um pouco mais com o texto para tratar da raça. Não há nada no homem que se apoie no físico, nenhum traço biológico que o defina como raça, nem um tipo de crânio, nem uma antropologia. A raça se constitui pela ordem de um discurso, são lugares simbólicos "com que se perpetua a raça dos mestres/senhores e igualmente dos escravos"[3]. Os cientistas/chatos[4] podem dar garantias desses lugares. Aqui podemos entender melhor por que ele começa e termina o texto com o Hospital Henri-Rousselle: também a medicina-chata,

---

[1] LACAN, Jacques. (1972) "O aturdito". In: LACAN, Jacques. *Outros escritos*. Rio de Janeiro: Jorge Zahar Editor, 2003, p. 453.

[2] *Idem*, p. 470.

[3] *Idem*, p. 462.

[4] "Scients" condensa "scientifiques" e "chiants", fastidiosos, cansativos.

A PORTA ESTREITA E O CAMINHO LARGO ◆ 223

que diz ao outro o que ele tem, está ao lado do *paratodos*. E podemos colocar aqui o governo, o discurso do poder, que faz um nós e os outros.

Com isso, a psicanálise precisa e tem o dever ético de prescindir dessa *cervidão*, com c, pois sua política é da falta-a-ser — como Lacan sustenta em "A direção do tratamento" — ou, dizendo de outra forma, manter o lugar do não-todo. É ele que faz existir o desejo, a diversidade, a exceção, a singularidade. De um lado das fórmulas da sexuação, a universalidade; do outro, a singularidade do sintoma. Mais ainda, do sinthoma.

AS IDENTIFICAÇÕES ESFÉRICAS E O CÍRCULO DE POPÍLIO

A esfera, o círculo fechado de uma volta, é o dito, é como um círculo de Popílio, em contraposição ao corte e costura do toro da banda de Moebius, figura topológica aberta, sem direito e avesso: ela é uma superfície. Sua essência é o corte mesmo. "A banda de Moebius é o suporte estrutural da constituição do sujeito como divisível": assim Lacan a definiu em sua aula de 15 de dezembro de 1965, do seminário 13, mostrando como o corte produz uma modificação na estrutura[5].

Lacan se referiu ao círculo de Popílio no seminário 13, *O objeto da psicanálise*, no 23, sobre *O sinthoma,* e também em "O aturdito". Marco Popílio fez um círculo na areia onde Antíoco estava e disse que ele não sairia enquanto não desse a resposta se queria a guerra ou a paz com os romanos. Lacan

---

[5] LACAN, Jacques. (1964-1965) *O Seminário 13: O objeto da psicanálise.* Inédito. Aula de 15 de dezembro de 1965.

224 ◆ O DIABO E SUAS MÁSCARAS

alega que um círculo simboliza a ideia de um todo, mas ele tem um furo. "É apenas na medida em que os seres são inertes, isto é, suportados por um corpo, que podemos dizer a alguém, tal como se fez por iniciativa de Popílio — 'fiz uma roda ao seu redor e você não sairá antes de me prometer tal coisa"[6]. O Círculo é binário: sim ou não, a guerra ou a paz. Ele está do lado do *paratodos*, do universal. São as identificações. O pacto com o Diabo, sim ou não. É assim que aparece na novela de Cazotte: o pacto se efetiva ou não, dentro de um círculo fechado que Álvaro riscou no chão. Lacan disse em seu seminário sobre *O desejo* que o que o necromante fazia surgir em seu círculo mágico era essa coisa chamada "sombra"[7]. Um círculo fechado, como o de Popílio, está sempre presente nos rituais e pactos diabólicos.

Esse círculo fechado poderia, também, ser uma sala, como no filme de Buñuel, *O anjo exterminador*. Os aristocratas presos em sua mansão, em suas convenções, em suas identificações e incapazes de sair de seu círculo. Quando Lacan escreve que prescinde da *cervidão* com c, unindo *cervage* (servidão) e *cerveau* (cérebro), podemos entender que o cérebro é uma servidão. Diferente de "o sono da razão produz monstros" — como no quadro de Goya —, a razão "acordada" produz monstros. Acordada em termos, é próprio da razão-consciência-Eu ser débil, adormecida, paranoica. É isso a hipnose levada a cabo pelo líder, alega Freud em "Psicologia de grupo e análise do ego": "[...] o grupo multiplica esse

---

[6] LACAN, Jacques. (1975-1976) *O Seminário, livro 23: O sinthoma*. Rio de Janeiro: Jorge Zahar Editor, 2007, p. 105.

[7] LACAN, Jacques. (1958-1959) *O Seminário, livro 6: O desejo e sua interpretação*. Rio de Janeiro: Jorge Zahar Editor, 2016, p. 69.

A PORTA ESTREITA E O CAMINHO LARGO ◆ 225

processo, concorda com a hipnose na natureza das pulsões que o mantêm unido e na substituição do ideal do eu pelo objeto, mas acrescenta a identificação com outros indivíduos, o que foi talvez, originalmente, tornado possível por terem eles a mesma relação com o objeto"[8]. Assim, devemos sublinhar que alienar-se a um discurso é consentir com o mesmo. As identificações circulam, tanto no objeto que ocupará o lugar de líder, quanto na horizontalidade de seus iguais, *hommodit,* homem e iguais no dito.

Diferente do círculo de Popílio, a banda é aberta e desliza ao infinito. Ela é o não-todo. É paradoxal que nossa sociedade promova um discurso em que é preciso colocar limites — dar limites às crianças que são desobedientes, dar limites aos jovens — quando, na verdade, pedem o reforçamento do Discurso do Mestre que, com suas identificações, coloque cada um em seu lugar. Para a psicanálise, o sem limite da banda, que é transfinita, é um sujeito singular, limitado pelo seu desejo e seu sintoma. A isso podemos contrapor o círculo de Popílio, do sujeito limitado às suas identificações e obediente às convenções, ao seu lugar no discurso, seja senhor ou escravo.

Por isso Lacan contextualizou seu artigo "O aturdito" em Beloeil, bela mirada, castelo da nobre e aristocrática família de Ligne, "que não é da minha linha", escreve, na datação do texto, ao final. O analista não é um aristocrático, não é o que perde a cabeça pelo poder, como Carlos I, com quadros pendurados nas paredes do castelo. Mas também não

---

[8] FREUD, Sigmund. (1921) "Psicologia de grupo e análise do ego" In: FREUD, Sigmund. FREUD, Sigmund. *Edição Standard Brasileira*, Vol. XXII. Rio de Janeiro: Imago, 1976, p. 138.

226 ◆ O DIABO E SUAS MÁSCARAS

se coloca como um escravo como citei no início; não é servil. "Devemos prescindir da *cervidão*", isso também quer dizer: caminhar com os pés, sem o ideal do Eu que faz a massa — por isso soa tão estranho, nesse momento do país, alguns psicanalistas carregarem o lema "Brasil acima de tudo". Creio que Lacan também escreve que está fora da linha, em relação à aristocrática família, pois vai nomear o objeto *a* como um ponto fora da linha. Como analista, ele está no lugar de semblante de *a*, ponto fora da linha. Há um limite, não devemos cair na estupidez do Pai Fenouillard[9], a estupidez pequeno-burguesa em pessoa, que dizia: "superados os limites, não há mais limites". O limite em jogo no Discurso Analítico é esse do objeto *a*, que ultrapassou o limite e está fora da linha. O limite é o de cada sujeito na singularidade de sua fantasia. Ele só pode enxergar a partir daí. Pelo menos até o final de uma análise, a qual propiciaria a um sujeito uma mudança em sua posição de gozo.

O DIABO E SUA LIMITAÇÃO MATEMÁTICA

Em 1993, o matemático inglês Andrew Wiles resolveu o último Teorema de Fermat, um dos maiores enigmas matemáticos dos últimos séculos. Durante quase trezentos anos, os mais brilhantes matemáticos do mundo tentaram resolvê--lo. No filme *Uma mente brilhante*, vimos John Nash fazendo cálculos e mais cálculos nas paredes e janelas para tentar

---

[9] *A família Fenouillard*, HQ criada em 1895, pelo francês Georges Colomb, era composta de histórias de um grupo familiar provinciano e vaidoso. A personagem pai sonhava em voltar ao campo, à vida feliz, natural, antes de se tornar rico. Parece-me uma versão contemporânea do dilema rousseauniano.

A PORTA ESTREITA E O CAMINHO LARGO ◆ 227

resolvê-lo[10]. O que nunca conseguiu. Muitos não conseguiram. Nem o Diabo. A fama do teorema se espalhou para além do mundo fechado dos matemáticos[11]. Em 1958, Arthur Poges escreveu um conto intitulado "O Diabo e Simon Flagg". Simon está às voltas em fazer um pacto com o Diabo, mas quer uma garantia: se o Diabo não responder uma pergunta que ele fizer, quer bastante dinheiro de compensação e nada do Diabo levar sua alma. Que seu nome seja Simon é bastante sugestivo: Simon, como o primeiro necromante, antes mesmo de Fausto, o que negociou com os apóstolos. E não vamos esquecer que um dos círculos do inferno foi deixado para os simoníacos. Mas esse pede ao Diabo: é certo o último teorema de Fermat? Ele explica ao Diabo, que nunca tinha ouvido falar do assunto, que era uma proposição matemática do século XVII cuja demonstração nunca foi escrita, mas que nunca conseguiu ser descartada pelos matemáticos pelos séculos. Matemáticos! Exclamou horrorizado o Diabo. Que tipo de pergunta é essa que você me faz? E Simon lhe explica que é uma pergunta sobre os números inteiros positivos. Qual é o significado disso? - pergunta o Diabo. Simon confundiu tanto o Diabo explicando o inexplicável sobre o teorema, que sua esposa se compadeceu do Dito Cujo: coitadinho, pobre Diabo. Quanto ao final do conto, não vou contar para vocês. Deixarei como enigma. Pequeno, mas enigma. Nada comparado ao teorema de séculos.

---

[10] BRUNETTO, Andréa. "Gozo e imaginário na psicose". In: *Metáfora*, Revista do Ágora Instituto Lacaniano, n. 3, março de 2009.

[11] Para entender a história do último Teorema de Fermat, *cf.* SINGH, Simon. *O último teorema de Fermat*. Rio de Janeiro: Editora Bestbolso, 2018.

228 ◆ O DIABO E SUAS MÁSCARAS

Não apenas nesse conto o Diabo é o enganado. Cousté, em sua biografia sobre Ele, mostra-nos o Diabo muito frequentemente vítima de embustes[12]. Só relatei essa estória pois mostra que o Diabo, como quase todo mundo — inclusive os próprios matemáticos embaraçados por seus enigmas — se encontra em certo mal-estar diante dessa linguagem sem equívocos.

O REAL QUE ATRAVESSA O CAMINHO

A topologia serve a Lacan para mostrar o que é o real, o gozo, o ser e como operar na clínica a partir da lógica do não-todo, como interpretar produzindo um corte que não seja uma produção de sentido ou de significação. É possível ir além do limite, da cadeia significante, do sentido. Mas isso tudo que Lacan construiu sobre o Real, com "O aturdito", se deu em 1972. No ano seguinte, já estava testando os nós borromeanos. Em aula de 19 de fevereiro de 1974, no seminário que antecedeu ao *RSI*, afirma que o que ele demonstra a cada momento é o saber do Real. Esse saber é impossível de se enunciar com a lógica epistêmica. É por isso que Lacan precisa da matemática.

Que exista plural, não impede que existam várias pessoas no singular, alega Lacan, "Há três, justamente. Nisto se reconhece o três do Real, como já tentei fazê-lo sentir, és três (*est trois*), hein, e mesmo estreito (*étroit*) como "A porta"[13].

---

[12] COUSTÉ, Alberto. *Biografia do Diabo. O Diabo como a sombra de deus na história.* Rio de Janeiro: Editora Rosa dos Tempos, 1996.

[13] LACAN, Jacques. (1973-1974) *O seminário 21: Os não-tolos erram/Os nomes do pai.* Inédito. Aula de 19 de fevereiro de 1974.

A PORTA ESTREITA E O CAMINHO LARGO ◆ 229

"A porta estreita" é uma referência bíblica: "estreita é a porta e apertado o caminho que conduz à vida, e são poucos os que acertam com ela"[14]. Jesus compara a porta estreita ao caminho largo que leva ao Inferno. A seguir, Lacan afirma que poucos o seguirão nesse caminho, nesse saber sobre o Real. Podemos entender que esse caminho é o inferno? A tríade infernal do desejo? Creio que não. Lacan vai fazer uma série — essa é sua chance de ser sério — num deslizamento metonímico para marcar que a série que ele vai fazer é lógica. É ela o caminho estreito, difícil, em que poucos o seguirão. E, realmente, poucos o seguem na topologia. Na referência bíblica, a outra opção é o Inferno. Creio que poucos o seguirão no saber do Real, porque muitos vão ficar no Inferno do sentido.

Com o desejo do analista e o fazer semblante de *a*, como Lacan tinha escrito em "O aturdito", o psicanalista empresta sua pessoa — e seu corpo — para o analisante encenar sua fantasia, transferir seu sintoma e dar muitas, inumeráveis voltas ao redor de seu circular vazio, circundado pelo real, simbólico e imaginário. Não se trata de um círculo de Popílio, sim ou não, não se trata de um círculo fechado de identificações. Trata-se, pelo contrário, de um enodamento com encruzilhadas e passagens subterrâneas para que o sujeito possa cernir a causa de seu desejo, tecendo seu real. O saber se inventa, tecemos um truque para preencher o furo do real. Um truque, fala Lacan, brincando com truque, *truc* e *trou*, furo, jogo impossível de fazer no português. Lá onde não há relação sexual, inventamos o que podemos, isso produz

---

[14] Mateus, 7: 13-14. [Nota da editora: vale lembrar também que este é o título de uma novela de André Gide, bastante evocada em "A juventude de Gide".]

230 ◆ O DIABO E SUAS MÁSCARAS

um buraco que traumatiza. Inventamos o Diabo como um grande truque para continuarmos no gozo do sentido.

Com o real, o analista traça sua carreira, alega Lacan, que chama isso de "pensar com os pés", à medida em que o sentido do sintoma é o real, e ele se atravessa para impedir que as coisas andem. O analista pensar com os pés é para fazer o sintoma andar, afinal, o real é o que trava a marcha. Não importa a Lacan que poucos o sigam — não direi que o número não importa, pois, a matemática importa muito para Lacan; ele chamará a lógica de "a ciência do real". Ele quer o formalismo da matemática para submeter o discurso a uma prova na qual haverá o mínimo de erro subjetivo. Ele almeja uma linguagem sem equívoco.

Realmente, poucos seguirão Lacan em seu estudo dos nós borromeanos, muitos ficarão no Inferno do sentido. O Diabo, inclusive. Ele quer pactos, palavras, enganos, almas. Espera--se que o psicanalista possa dar provas de seu trabalho com "os adventos do Real". Escrevo assim, tal como foi tema do encontro internacional do Campo Lacaniano[15] e, seguindo o seminário de Colette Soler. Quando falamos do Real, não é do Real em si[16], a isso não temos acesso, e sim do Real em sua relação com a linguagem, do que podemos inventar com o simbólico e o imaginário. Deus e o Diabo são grandes e belas invenções, mas vão em outro sentido que a psicanálise. A aposta da psicanálise é construir um saber que comporte o furo, que prescinda do *paratodos*, que não seja um *truc* e que comporte o *trou*.

---

[15] "Os adventos do Real e a psicanálise". X° Encontro Internacional da IF-EPFCL. 13-16 de setembro de 2018. Barcelona.

[16] SOLER, Colette. *Adventos do real: Da angústia ao sintoma*. Trad. Cícero Oliveira. São Paulo: Aller Editora, 2018, p. 221.

Conclusão

Coloquei o ponto final nesse livro às últimas horas do ano de 2021, ano infernal para o mundo e, sobretudo, para o Brasil, que o encerra com cerca de 620 mil mortos, vítimas da Covid-19 e do descaso do governo com a vida de seus cidadãos. Só não foi pior para o mundo, porque o começamos sem a vacina para esse vírus mortífero, mas terminamos vacinados. E isso graças aos homens da ciência que, no mundo todo, trabalharam pela vida. Com isso, concluo essa escrita, mais freudianamente impossível: ilusionada com os homens da ciência, tal como Freud em "O futuro de uma ilusão", apostando que o ano de 2022 seria o último dessa pandemia.

Como eu disse na introdução, vários de meus escritos sobre o desejo já estavam aí, soltos, apresentados nos encontros do Campo Lacaniano e publicados individualmente; enlacei-os às minhas leituras sobre o Diabo e o Inferno e proferi os dois estudos, sobre o desejo e o Diabo, nos seminários que dei pelo Fórum do Campo Lacaniano do Mato Grosso durante esse ano, via Zoom. Assim, o desejo, o Diabo e os seminários fizeram uma trivisão. O livro é fruto dela. Talvez, mais do que muitos livros, esse tenha como destino a *poubellication* — neologismo que Lacan faz com

232 ◆ O DIABO E SUAS MÁSCARAS

publicação e lixeira —, seja datado e passe seu tempo como qualquer primavera.

A psicanálise tem de estar à altura das questões de seu tempo. A forma como ela usou os meios tecnológicos durante os anos pandêmicos para se sustentar em intensão e extensão também mostrou sua aposta no progresso da ciência, e isso sem perder seu objeto, sem subverter seus conceitos e sua práxis. Nos anos pandêmicos, os psicanalistas atenderam, deram seminários, participaram de assembleias de suas escolas e de congressos e assistiram a infindáveis *lives*. Sustentaram assim o discurso psicanalítico na civilização. Os seminários dados em 2021 que resultaram nesse livro compõem esse trabalho de fazer a psicanálise existir e avançar num ano tão atroz.

Freud designava a religião como uma ilusão, uma crença em um ser absoluto, pleno, todo, a tecer o destino dos homens. Deus é, para Freud, uma ilusão. O que é característico da ilusão, afirma Freud em "O futuro de uma ilusão" é o fato de derivarem dos desejos humanos. Com Freud, podemos colocar Deus para poder pecar e o Diabo para direcionar os sentimentos ambivalentes, o lugar outro, a *heteridade*. Uma ilusão, mas não bela ilusão, a mais bela ilusão será o amor, escreverá Freud a Romain Rolland.

Freud apostava que os novos tempos da cientificidade e da razão retirariam do humano a crença no miraculoso e o traria à luz. Já com Lacan, chamarei o Diabo de uma fantasia criada para tamponar o senhor absoluto que é a morte.

Assim, o sujeito enlaçado em seu circuito pulsional está enlaçado em outros círculos, com outros sujeitos, sobretudo enlaçado ao desejo do Outro. Enlaçado em seus círculos infernais — o sintoma e a fantasia, seus círculos, seu mundo — um sujeito chega a um analista, aposta na psicanálise e caminha. Mesmo com o Real. Ou melhor, exatamente por isso, por esse real que trava a marcha. E um novo percurso constrói, uma transterritorialidade, uma transição, um percurso de pensar com os pés. É uma aposta, uma esperança, desejante e não ilusionada.

Este livro foi impresso em março de 2023
pela gráfica Paym para Aller Editora.
A fonte usada no miolo é Source Serif Pro corpo 10,5.
O papel do miolo é Avena 80 g/m².